Dr Emile PRINCE

Contribution à l'étude

De l'Hystérectomie

Abdominale totale

Dans les suppurations pelviennes chroniques

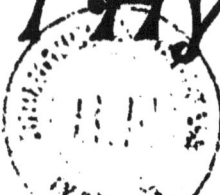

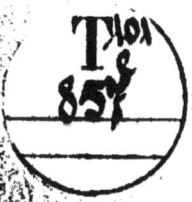

MONTPELLIER

G. FIRMIN, MONTANE ET SICARDI

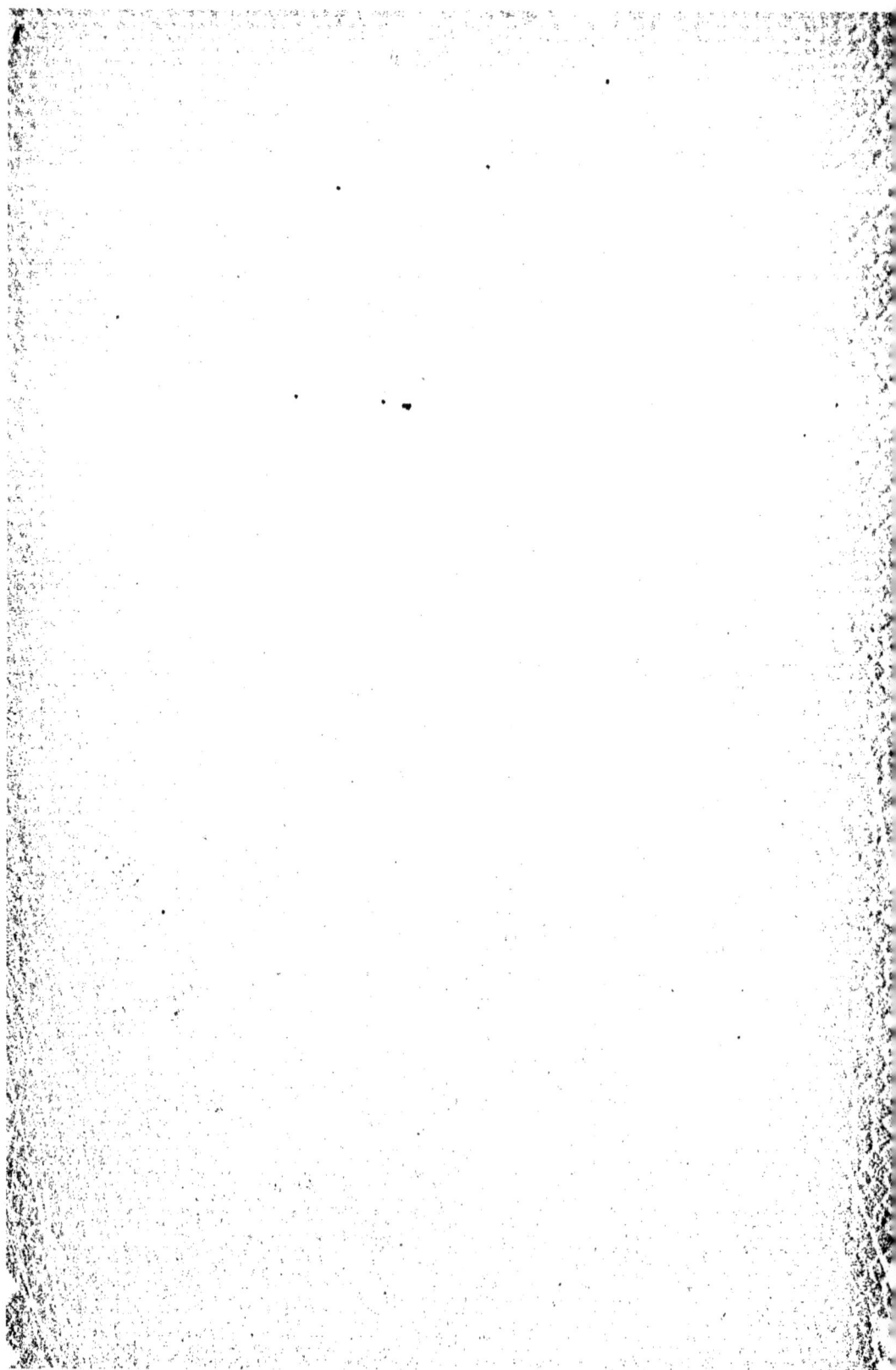

CONTRIBUTION A L'ÉTUDE

DE

L'HYSTÉRECTOMIE

ABDOMINALE TOTALE

DANS

LES SUPPURATIONS PELVIENNES CHRONIQUES

PAR

Émile PRINCE

DOCTEUR EN MÉDECINE

MONTPELLIER

IMPRIMERIE GustavE FIRMIN, MONTANE et SICARDI

Rue Ferdinand-Fabre et quai du Verdanson

—

1904

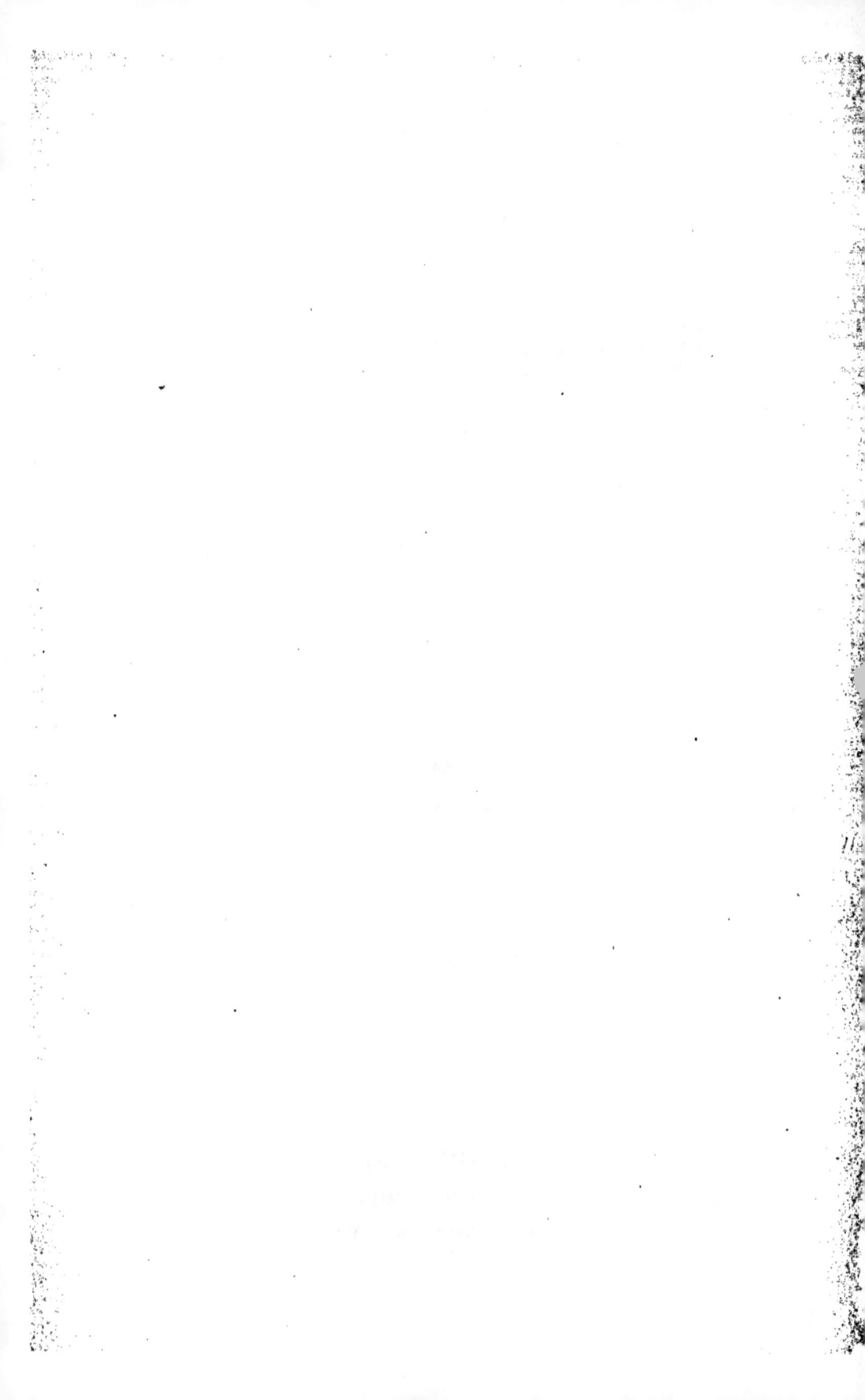

A LA MÉMOIRE DE MA MÈRE

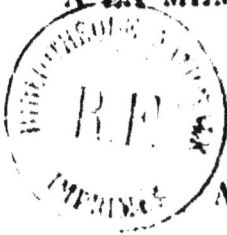

A MON PÈRE

A MA SŒUR

A MA TANTE, MADEMOISELLE E. PRINCE

A TOUS MES PARENTS

A MES AMIS

E. PRINCE.

INTRODUCTION

Depuis deux ou trois ans, les partisans de l'hystérectomie abdominale subtotale, en particulier MM. Terrier et
Gosset, de Paris, essaient soit par leurs communications,
soit par les thèses de leurs élèves, de remettre en faveur,
pour les annexites suppurées, l'opération inventée et
préconisée en 1892 par Baldy, de Philadelphie, opération
qui ces derniers temps était tombée en discrédit.

M. le D' Sorel, de Dijon, dernièrement encore chirurgien de l'hôpital Pasteur au Havre, partisan irréductible
de l'hystérectomie abdominale totale dans les annexites
suppurées chroniques et auteur de plusieurs communications sur ce sujet (Congrès français de chirurgie 1901 et
1903), appela notre attention, dans une de ses intéressantes
causeries, sur les indications de l'hystérectomie abdominale totale et sur sa supériorité sur la subtotale. C'est
donc à lui que nous devons l'idée de ce travail.

Après un bref historique des opérations qui se sont partagé les faveurs des chirurgiens dans les suppurations pelviennes chroniques, nous expliquons la nécessité et le but de l'hystérectomie abdominale ; un troisième chapitre expose les avantages de l'hystérectomie totale, les objections qui lui ont été faites, enfin sa gravité : trente observations d'hystérectomie abdominale totale pour suppurations annexielles terminent ce travail.

Toutes ces malades ont été opérées par le D' Sorel depuis février 1901, soit à l'hôpital Pasteur, soit dans sa clinique particulière.

Qu'il reçoive ici l'expression de nos sentiments de reconnaissance et tous nos remerciements pour les conseils et les indications qu'il nous a donnés.

Nous considérons comme un devoir agréable d'exprimer notre respect reconnaissant à tous nos maîtres, soit de l'école de Dijon où nous avons commencé nos études, soit de la vieille Faculté de Montpellier, pour les leçons et les conseils que nous avons reçus.

A M. le D' Deroye, directeur de l'école de Dijon, qui nous a initié à l'art si difficile d'ausculter un malade, nous adressons toute notre reconnaissance, pour la patience et le dévouement qu'il a apportés à son enseignement.

Nous remercions tout particulièrement M. le professeur Forgue qui a bien voulu nous faire l'insigne honneur d'accepter la présidence de notre thèse ; de son brillant enseignement nous garderons l'ineffaçable souvenir.

Que M. le professeur Granel pour la bienveillance qu'il n'a cessé de nous témoigner, et M. le professeur agrégé Jeanbrau pour les conseils qu'il nous a donnés, reçoivent l'expression de nos vifs remerciements.

Nous remercions aussi bien sincèrement M. le Professeur-agrégé Puech.

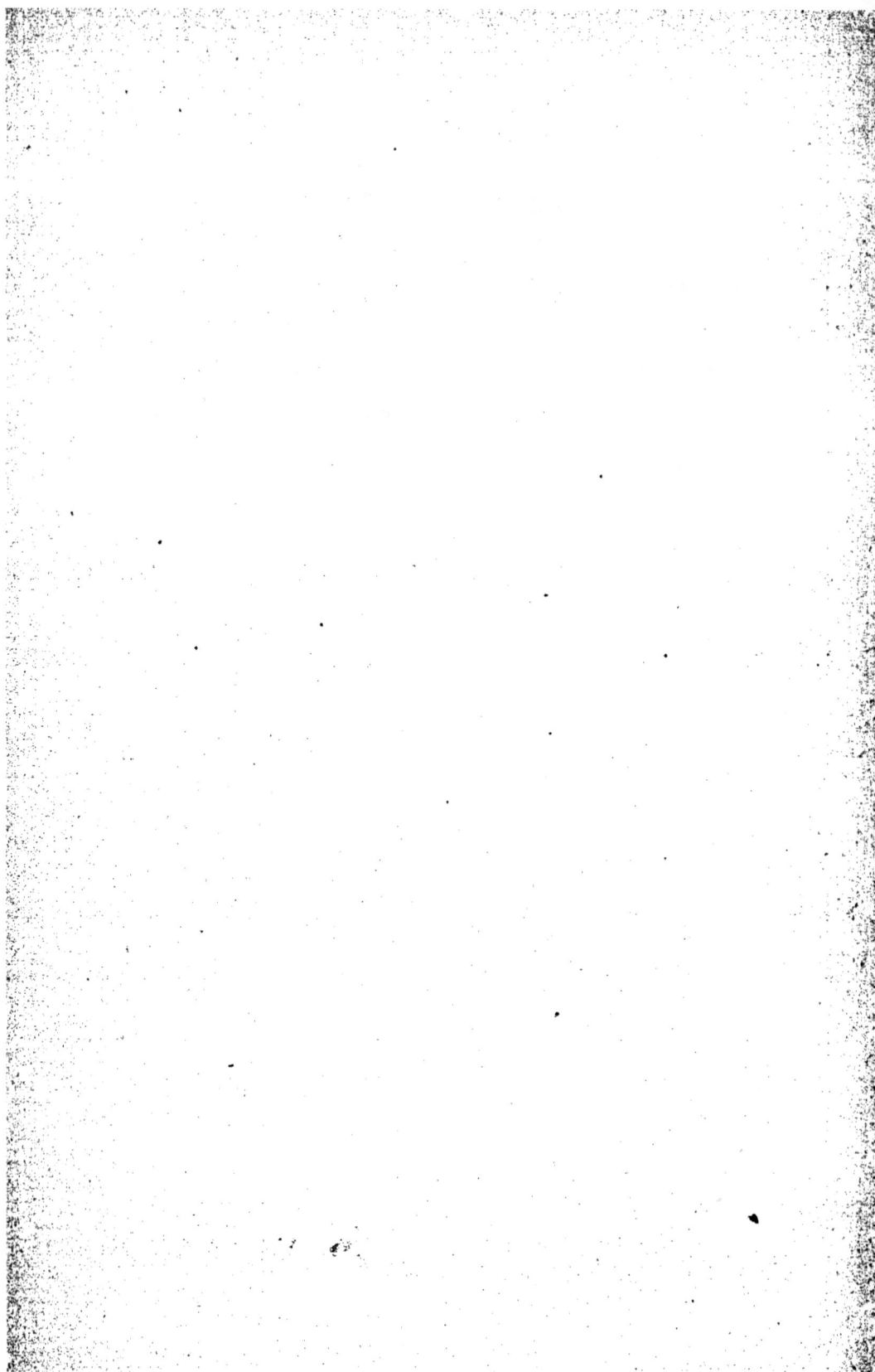

CONTRIBUTION A L'ÉTUDE

DE

L'HYSTÉRECTOMIE

ABDOMINALE TOTALE

DANS

LES SUPPURATIONS PELVIENNES CHRONIQUES

CHAPITRE PREMIER

HISTORIQUE (1)

Les premières tentatives chirurgicales dirigées contre les suppurations pelviennes datent de 1877-78 avec Hegar et Baumgartner; mais ce n'est qu'en 1883 que Lawson-Tait donne les indications nettes et la technique opératoire de la laparatomie.

Il est suivi dans cette voie par Thomson, Prior, Bertram, Zeiss, G. Thomas.

En 1884 paraissent les publications de Sanger et Mac-Donald; en 1885, celles de Porter, Janvrin et Smith.

---

(1) D'après MM. Acquaviva et Roux (*Revue de Chirurgie*, Paris 1903.)

En 1886, la chirurgie française, qui jusqu'ici s'était tenue à l'écart, tout en reconnaissant les succès des Américains, n'osa encore ouvrir franchement un ventre et lança, avec Pozzi, la laparatomie sous-péritonéale; la même année, Laroyenne inventa son opération consistant à attaquer les tumeurs annexielles par la voie vaginale. Le chirurgien de Lyon reconnaît lui-même que son opération donne plus souvent un soulagement temporaire qu'une guérison définitive.

En 1887, les chirurgiens français osent se lancer sur les traces de Lawson-Tait; Bouilly, Terrillon, Routier, Pozzi font des laparatomies avec succès.

Cette même année, Péan pratiqua sa première hystérectomie vaginale, dont la priorité, à tort du reste, lui fut contestée par Doyen.

A l'étranger, citons les publications de Tait, Bantok, Boldt, Croom, Edis, Price, Schlesinger, Van der Veer, Lee.

En 1888, Routier fait une communication exposant 10 opérations personnelles avec 8 guérisons; Quenu apporte 5 cas de guérison.

La pathogénie des pyosalpinx est étudiée par Lucas-Championnière, Richelot, Terrier, Trélat, qui s'accordent pour vanter le traitement par la laparatomie.

La thèse de Montprofit résume les idées du jour sur la question.

1889 vit, à la Société de Chirurgie, les discussions entre Le Dentu, Routier, Lucas-Championnière. Puis Terrillon lisait son mémoire à l'Académie de médecine.

D'un autre côté, Picqué inspirant la thèse de Bonnecaze essaie de remonter le courant en voulant faire une part à la simple incision vaginale pour les petits ovaires kystiques et les trompes suppurées que l'on ne peut enlever.

Mais en 1890, Bouilly pose ses indications très restreintes à l'incision vaginale ; Terrillon, Polaillon, Reclus et Pozzi sont encore plus sévères pour cette méthode.

Péan au contraire reste fidèle à la voie vaginale soit pour l'incision soit pour l'hystérectomie.

Citons à l'étranger un mémoire de Scharp.

Le 27 février 1891, Segond, d'abord hostile à l'hystérectomie vaginale, est gagné par la vue d'une guérison merveilleuse obtenue par Péan et fait une communication enthousiaste, mais il réclame pour cette opération la bilatéralité des lésions ; plus tard, il expose son procédé de morcellement. Il rencontre des adversaires acharnés en Richelot, Terrillon, Reynier, Terrier et Lucas-Championnière qui ne veulent de l'hystérectomie vaginale que lorsqu'il y a complication de pelvi-péritonite ; Reclus et Nélaton soutiennent Segond.

Cependant, la majorité des membres de la Société de Chirurgie reste favorable à la laparatomie et considère l'hystérectomie vaginale comme une opération d'exception.

C'est pourquoi Péan, dans la *Gazette des hôpitaux* (27 juin) se plaint que les chirurgiens français aient prêté si peu d'attention à une opération leur donnant tant d'avantages.

Par contre, dans la *Revue de chirurgie* du 10 août, Pozzi et Baudron réclament la laparatomie toutes les fois que le diagnostic est incertain.

La même année paraissent le livre de Delbet sur les suppurations pelviennes et les publications de Watkins, Kletzsch, Mays, Fontana.

En 1892, Quénu communique son procédé d'hystérectomie vaginale par section médiane, Routier l'expose au Congrès français de chirurgie et Segond le discute, prêchant « pro domo sua ».

En Amérique, Mongomery Baldy tente le premier l'hystérectomie abdominale subtotale pour annexites suppurées et en adresse la relation au Pan American medical Congress de Washington (septembre 1892).

A peu près à la même époque, Polk pratiqua l'hystérectomie abdominale totale pour les mêmes lésions. Inventées presque en même temps, les deux méthodes n'ont cessé de se faire une guerre acharnée.

En Europe on en était encore, en 1893, à la lutte entre la laparatomie simple et l'hystérectomie vaginale : au Congrès d'obstétrique de Bruxelles et au Congrès français de chirurgie, Michaux, Segond et l'école lyonnaise sont à peu près les seuls (malgré la bonne statistique donnée dans la thèse de Lafourcade) à préconiser la voie vaginale contre Terrier, Caffery, Boiflin, Delagenière, Reynier et Pozzi.

Delagenière, cherchant la cause de certains de ses insuccès, soit dans l'hystérectomie vaginale, soit dans la laparatomie, jugea que l'une et l'autre de ces interventions sont incomplètes ; la laparatomie laisse un utérus bien souvent malade ; l'hystérectomie vaginale laisse partie ou totalité des annexes ; la méthode de Polk lui semble corriger les défauts des deux autres opérations. Il fait sa communication à la Société de chirurgie le 14 février 1894. Elle fut accueillie assez fraîchement ; Lucas-Championnière la juge une complication grave et inutile ; Pozzi la déclare plus grave que l'hystérectomie vaginale ; Reynier est presque du même avis ; Reclus prétend qu'après l'ablation des annexes l'utérus guérit spontanément des métrites antérieures ; Segond trouve l'opération de Delagenière plus grave que celle de Péan ; Routier fait de l'hystérectomie une voie d'exception ; enfin, Chaput l'adopte, mais en lui adjoignant la voie vaginale.

Au Congrès de chirurgie de la même année, Delagenière exposa les mêmes idées et retrouva les mêmes adversaires.

Baudron, sur l'inspiration de Segond, fait une thèse sur l'hystérectomie vaginale ; naturellement cette intervention est préférée à toute autre.

En 1895 citons les travaux, en France, de Du Bouchet, Camescasse, Gentilhomme ; à l'étranger, de Baldy, Bunkley, Irisch, Brown.

Le traitement des salpingites fut à l'ordre du jour au Congrès de Genève de 1896 ; il fut de tendances conservatrices et par conséquent contre l'hystérectomie soit vaginale, soit abdominale ; pourtant, celle-ci, quand l'extirpation de l'utérus est reconnue nécessaire, est réclamée par Delagenière, Hartmann et Sanger.

Les arguments pour ou contre les deux méthodes sont donnés dans la thèse de Paucher.

Mais les idées changent ; et à la Société de chirurgie (juin 1897) Richelot qui, l'année précédente, défendait l'hystérectomie vaginale, dit : « Toutes les fois que le chirurgien, pour une raison quelconque, choisit la voie sus-pubienne, l'hystérectomie abdominale totale est le correctif et le complément logique, sinon toujours nécessaire de la laparatomie » ; puis il donne un nouveau procédé opératoire.

Reclus déclare l'hystérectomie abdominale une excellente opération ; c'est aussi l'opinion de Nélaton, qui insiste sur l'importance de la suture du péritoine pelvien.

Au procédé de Richelot, Ricard oppose le sien.

Cette même année paraît le traité de gynécologie de Pozzi.

Le 4 mai 1898, Monod fit à la Société de chirurgie une communication sur le traitement des salpingites suppurées par l'incision vaginale, toutefois il demande l'hystérectomie si l'affection est ancienne ; Routier est du même avis ; Lucas-Championnière ne veut que la laparatomie ; Reynier, Quenu, Michaux, Schwartz, ne voient qu'une opération d'attente dans l'incision vaginale dont presque seul Le Dentu soutient la valeur.

De plus en plus l'intervention abdominale apparaît comme l'intervention de choix, ainsi que le démontre Jonnesco (Congrès de Gynécologie de Marseille) et Legueu (Congrès français de chirurgie). A ce même congrès Faure donne la description de son procédé d'hystérectomie abdominale totale par section médiane.

En 1899, l'hystérectomie abdominale, soit totale, soit subtotale, est devenue l'opération de choix. Ricard, Delagenière, Faure, Villar, Jonnesco, Quenu et Terrier sont du même avis en ce qui concerne la supériorité de la voie haute sur la voie basse qui paraît devoir être délaissée. Notre maître, M. Forgue, dès ce moment substitue dans sa pratique et son enseignement la laparatomie à la voie vaginale.

A partir de 1900, l'hystérectomie abdominale totale prend franchement le pas sur la subtotale.

En 1901, au Congrès français de chirurgie, Sorel donne les indications de l'hystérectomie abdominale totale dans les suppurations pelviennes chroniques ; il est soutenu par Faure ; au Congrès de 1903, il revient sur la même question et donne sa technique opératoire.

Cependant en 1901 et 1902, Terrier et son élève Delage, puis en 1904 Gosset dans la thèse de Mourlhon, rompent des lances en faveur de la subtotale.

Nous devons, toutefois, ajouter à la fin de ce bref histo-

rique, que notre maître M. Forgue, sans pratiquer systé-
matiquement l'hystérectomie totale dans les lésions
annexielles, l'utilise dans un certain nombre de cas depuis
plusieurs années et qu'il en a toute satisfaction. Le peu
de temps dont nous avons disposé pour terminer cette
thèse ne nous a malheureusement pas permis d'ajouter
les observations de M. le professeur Forgue à celles qu'a
bien voulu nous confier le docteur Sorel. Et nous en
exprimons à notre maître nos regrets sincères.

CHAPITRE II

NÉCESSITÉ DE L'HYSTÉRECTOMIE DANS LES ANNEXITES SUPPURÉES

Dans les suppurations pelviennes chroniques presque toujours, pour ne pas dire toujours, l'utérus est malade (1). En effet, depuis Schrœder, on admet que les germes infectieux qui ont déterminé la suppuration des annexes, viennent de l'utérus où ils ont été amenés soit à la suite de manœuvres exécutées de façon septique, soit à la suite de blennorrhagie. Une fois dans l'utérus, les germes sont remontés aux trompes par continuité de tissus, par voie muqueuse.

De plus l'utérus est souvent altéré dans son parenchyme lui-même, qu'il soit atrophié ou hypertrophié le plus souvent, de paroi épaissie et friable, contenant parfois de petits abcès aux embouchures des trompes.

Quand on a détaché les adhérences, l'utérus est dépouillé souvent de presque tout son péritoine ; sa surface est déchirée, tomenteuse, saignante, puisque l'artère utérine est laissée indemne dans la simple castration ; la difficulté de l'hémostase en pareil cas nous est expliquée

---

(1) 1re indication Sotel. *Congrès de chirurgie*, 1901, page 822.

par ce fait anatomique ; c'est alors que l'aspect de maladie de l'utérus apparaît avec une grande netteté. On ne
peut supprimer cet afflux vasculaire et arrêter le suinte-
ment sanguin que par l'hystérectomie (1). Un des grands
dangers d'infection vient justement de cet état cruenté et
tomenteux de l'utérus, sans protection péritonéale. Il est
évident que le moindre microbe pyogène y pullulera
avec une grande rapidité comme dans un bouillon de
culture, et le fil placé sur le pédicule enserre des tissus
morbides et sera dans d'excellentes conditions pour s'infecter lui-même.

Il faut aussi se représenter que l'utérus à qui l'on a en.
levé les annexes, a perdu ses moyens de fixité par la partie supérieure des ligaments larges et par les trompes ;
il se trouve donc en équilibre instable et basculera en
arrière presque toujours où il contractera des adhérences
avec l'S iliaque ou une anse grêle, source toujours possible d'obstruction intestinale.

« Qu'on ne vienne pas dire que tout cela pourra céder
» à une thérapeutique intra-utérine sagement et lon-
» guement suivie ; l'histologie nous montre dans les
» métrites qui ont été le point de départ des annexites,
» des lésions pour ainsi dire anatomiquement irrépa-
» rables. Suivant les formes observées, ce sont des
» vaisseaux à parois très épaissies, parfois infiltrées de
» cellules embryonnaires répandues en quantité plus
» ou moins considérable dans le tissu conjonctif sous-
» muqueux et intermusculaire ; la disparition presque
» complète des glandes, ou au contraire leur hypertro-
» phie et leur dégénérescence : toutes lésions qui nous

---

(1) Thèse Mourlhon, Paris 1904.

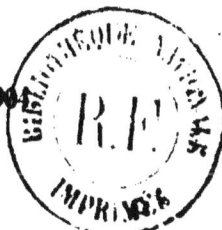

2

» montrent la lenteur de la maladie, et nous font pré-
» voir sa régression impossible (1).

Dans plusieurs de nos observations (VII, X, XIII, XIV,
XVII, XXX) nous trouvons des rétrodéviations ; il ne fau-
drait pas songer à l'hystéropexie, pour remettre l'utérus
en place, car le muscle utérin étant malade, les fils fixa-
teurs risquent de s'infecter et de s'éliminer.

Une autre raison milite en faveur de l'hystérectomie :
privé de ses annexes, l'utérus devient un organe absolument inutile et de plus dangereux, même en dehors des
adhérences qu'il peut contracter et que nous avons si-
gnalées : en effet, tout en admettant que l'utérus soit
sain, il risque de s'infecter un jour ou l'autre et la femme
à qui on aura laissé cet organe inutile sera en proie à tous
les accidents de la métrite chronique, pertes blanches,
douleurs, etc., sans compter la possibilité d'une dégénérescence maligne.

Elles ne sont pas rares les femmes qui, ayant subi
l'ablation des annexes, ont dû recourir encore une fois au
chirurgien pour une hystérectomie secondaire.

M. Richelot, pour lui seul, en opéra de nouveau 53 sur
300.

Nous avons vu dans l'historique, que pour répondre à
ces indications, on s'était adressé, depuis Péan, à l'hystérectomie vaginale ; on enlevait bien l'utérus, mais, par
contre, à cause des adhérences et surtout parce que l'on
opérait en aveugle, sans voir ce que l'on faisait, on lais-
sait une partie des annexes malades, source d'infection
que le drainage le plus large ne suffisait pas parfois à tarir.

_____

(1) Mourlhon, *loc. cit.*

Aussi la plupart des chirurgiens ont-ils abandonné cette méthode.

« Par la laparatomie, au contraire, on voit clair, on
» peut détacher toutes les adhérences *de visu*, on peut
» limiter son intervention à l'étendue des lésions ; on
» assure également le drainage à la partie déclive et sur-
» tout on fait une opération radicale qui ne se contente
» pas d'ouvrir les poches, mais les enlève en entier ; et,
» enfin, on peut tout aussi bien garantir la grande cavité
» péritonéale de l'infection en faisant ce que Snéguiref a
» appelé l'autoplastie péritonéale.

» L'ablation des annexes terminée, il reste dans ces cas
» une large surface cruentée qui va se trouver en contact
» avec l'intestin et la grande cavité péritonéale. Pour
» éviter l'infection de cette cavité, il faut recouvrir toutes
» les surfaces de péritoine et ainsi les séparer des intes-
» tins qui vont redescendre dans le petit bassin, l'opéra-
» tion terminée. Mais pour cela, il n'est pas toujours
» facile de trouver du péritoine ; au contraire, après
» l'ablation de l'utérus, si on a eu soin de tailler le lam-
» beau péritonéal antérieur très haut, on aura dans le
» lambeau vésico-utérin une très grande surface périto-
» néale. En suturant par un surjet l'extrémité libre de ce
» lambeau au pourtour du petit bassin, on fermera com-
» plètement en haut la cavité pelvienne qui sera, au
» contraire, largement ouverte en bas par le drainage du
» vagin. » (1)

_____

(1) Troisième indication Sorel, *loc. cit.*

CHAPITRE III

SUPÉRIORITÉ DE L'HYSTÉRECTOMIE ABDOMINALE TOTALE

L'hystérectomie abdominale décidée, doit-on la faire totale ou subtotale ? doit-on tout enlever, ou bien laissera-t-on un moignon de col qui fermera le vagin ? La subtotale est surtout préconisée à l'étranger, en Amérique principalement ; en France, son vulgarisateur le plus convaincu est le professeur Terrier.

On reproche à .l'hystérectomie abdominale totale d'être :

1° Plus difficile : *a*) parce qu'il faut aller à la recherche du cul-de-sac, ouvrir et désinsérer le vagin et que l'on peut être gêné par des adhérences épaisses et solides qui cachent la vue du petit bassin ; *b*) par la crainte que l'on a de blesser l'uretère et, pour éviter cet accident, par les précautions minutieuses que l'on est obligé de prendre.

2° Moins rapide par suite de la difficulté de l'hémostase, l'ouverture du cul-de-sac déterminant une hémorragie abondante et persistante, due à la section du plexus vasculaire formé par des branches de l'utérine, de la vaginale et de l'hémorrhoïdale moyenne, chacune de ces artérioles nécessitant une pince.

Fussent-ils vrais, ces reproches ne doivent pas compter

pour un habile chirurgien, qui doit surtout considérer le résultat final.

Dans une annexite suppurée chronique, il y a de nombreuses adhérences, le petit bassin est souvent comblé par les lésions suppurées et il est bien rare que le chirurgien ne laisse pas des parties infectées ou cruentées saignantes qu'il n'a pu recouvrir complètement par la péritonisation; il faut donc drainer, et drainer largement. Si l'on pratique l'hystérectomie abdominale subtotale, on est obligé de drainer par l'abdomen en plaçant des drains sortant au-dessus du pubis.

Un tel drainage n'est pas à recommander; la sortie du pus par la partie haute ne peut se faire que sous une tension assez forte. Or qui dit tension dit rétention, et par conséquent danger de septicémie. De plus, le drainage par la partie haute oblige à laisser dans le ventre un corps étranger — drain, en caoutchouc ou en verre — qui irrite le péritoine, lequel donne du liquide qui sans cela ne se produirait pas.

Nous rejetons donc ce mode d'évacuation et considérons le drainage en partie déclive comme le seul rationnel.

Un des avantages de l'opération de Péan était précisément de drainer en partie déclive, le petit bassin communiquant directement par le vagin laissé béant.

Nous pensons que, tout en faisant l'opération par l'abdomen, on doit conserver l'avantage de l'hystérectomie vaginale. Aussi lorsque la nécessité de drainer se fera sentir, nous y voyons une indication de plus de faire l'ablation totale de l'utérus, sans suture d'aucune espèce sur la paroi vaginale. Il est inutile en ce cas de laisser un drain ou une mèche dans le vagin, l'absence de tout corps étranger étant préférable.

Ainsi, le petit bassin étant fermé en haut par le péri‑
toine suturé sur son pourtour, et par conséquent à l'abri
d'une infection, est ouvert à la partie déclive pour le
drainage (1).

Il semble difficile de dire que l'hystérectomie subtotale
soit aussi efficace que la totale. Elle répond bien à l'indi‑
cation d'ablation de l'utérus, mais dans la métrite chro‑
nique infectieuse que l'on rencontre le plus souvent dans
les suppurations pelviennes, les lésions de l'utérus
siègent surtout et sont plus accentuées au niveau du col
que du corps.

Tous les traités classiques enseignent la ténacité de la
métrite du col et indiquent les séries d'opérations dont le
type est celle de Schrœder, faites dans le but de guérir les
métrites par simple ablation du col. Il semble donc illo‑
gique que des chirurgiens qui ont la prétention de guérir
une métrite par l'ablation seule du col, laissent ce col
infecté quand ils font une hystérectomie, dans l'espérance
que la métrite cervicale guérira toute seule.

Les partisans de la subtotale, pour répondre à cette
objection prétendent détruire la muqueuse ou l'aseptiser,
en y passant le thermocautère.

C'est là une erreur : l'anatomie pathologique montre en
effet, sur les coupes d'un col infecté par une métrite, que
les lésions siègent non en surface, mais dans la profon‑
deur des culs-de-sac glandulaires ; de plus, la bactériolo‑
gie nous enseigne que les microbes se tiennent dans le
fond des glandes ; enfin, par la biologie générale nous
savons que les réunions par première intention ne se font
que lorsque les sections sont nettes ; comme le chirurgien

---

(1) 2ᵉ Ind. Sorel, *loc. cit.*

doit la rechercher on ne s'explique pas qu'au contraire il s'applique à faire bénévolement une escarre qui en s'éliminant risque d'infecter le moignon du col.

Outre le danger d'infection que laisse le col, il y a le danger d'une dégénérescence maligne. Il nous reste en effet un morceau d'organe qui a été fortement traumatisé, qui est moins irrigué qu'auparavant. Il a déjà plus de chance d'être la proie d'un cancer qu'un utérus sain. En pratiquant l'ablation du moignon, on ne fait aucun tort à la malade — on ne peut accepter pour une raison sérieuse le vagin confortable de Dunning — et on la soustrait à la menace d'une tumeur maligne.

Nous concluons donc que l'hystérectomie subtotale étant une opération qui n'enlève pas la lésion principale de la métrite et qui laisse un organe qui plus tard peut devenir dangereux, est une opération incomplète et inférieure à la totale.

GRAVITÉ

Nous voulons d'abord faire remarquer que nos observations concernent seulement des annexites toutes bilatérales, graves, suppurées et compliquées pour un certain nombre d'utérus fibromateux et de kystes ovariques. Dans presque tous nos cas, nous voyons les organes du petit bassin réunis en un bloc par de multiples fausses membranes et remplissant complètement le petit bassin. Nous avons donc le maximum de difficulté et de danger opératoire.

Cependant, sur trente opérations, nous n'avons que trois morts, mais arrivant coup sur coup, tandis que les vingt premières forment une belle série de laparatomies avec hystérectomie complémentaire sans un insuccès.

Il faut considérer aussi que pour les deux premiers décès (obs. XXI et XXII) les malades ont été opérées aussitôt après une poussée aiguë, dont elles n'étaient pas complètement remises.

Notre maître, M. le professeur Forgue, qui, lorsque l'hystérectomie complémentaire est indiquée, est depuis trois ans absolument partisan de la totale, par suite des nombreux ennuis que lui a occasionnés la subtotale surtout par infection du moignon, n'a pas eu une seule mort dans la longue série d'hystérectomies abdominales totales qu'il a faites pendant l'année qui vient de s'écouler.

————

OBSERVATIONS

OBSERVATION PREMIÈRE

Métrite ; curettage, amélioration. — Reprise des douleurs un an après. — Cinq ans après, suppuration pelvienne. — Hystérectomie abdominale totale. — Guérison.

Mme H. Eugénie, 34 ans (1), réglée à 14 ans, les règles viennent presque deux fois par mois et abondamment pendant cinq ou six jours. Elle a eu trois grossesses avec enfants nés morts, les deux premiers à 7 mois, le troisième à 8 mois. Jamais de pertes blanches. Il y a trois ans, elle s'est plaint de douleurs d'estomac pendant six mois ; elle fut soumise au régime lacté et aux douches.

Ses dernières règles ont paru le 1er janvier 1897, après le 5 elle constate un écoulement par la vulve, très abondant et comme de l'eau, cet écoulement s'épaissit amenant de l'irritation à la vulve.

Depuis le 1er février, elle souffre dans les deux côtés du ventre et dans les reins.

Examen, le 15 février 1897. — Le col utérin est gros, non ulcéré, entr'ouvert ; l'utérus un peu volumineux. Il

_____

(1) Observation 543. (Répertoire de M. le docteur Sorel).

s'échappe du col un écoulement glaireux, épais et abondant. La malade a suivi jusqu'alors un traitement de pansement à la glycérine iodoformée sans amélioration. On ne trouve pas de gonocoques dans les glaires.

La malade entre dans la clinique du docteur Sorel le 15 février 1897.

On lui donne un grand bain, des injections vaginales sublimées, on introduit une laminaire moyenne dans le col ; tampons glycérinés dans le vagin.

Curettage le 16 février, suivi d'injection intra-utérine de sublimé ; instillation de chlorure de zinc et un drain; jusqu'au 25 l'écoulement est très abondant, le drain est tombé, pansements quotidiens intra-utérins.

Le 6 mars, guérison opératoire, encore un peu d'écoulement, sortie.

La malade a été mieux près d'une année, puis elle a commencé à souffrir du ventre, elle perd en blanc ; le mal va en s'accentuant. En janvier 1902, elle a une violente crise douloureuse qui l'oblige à s'aliter, réaction péritonéale, fièvre, vomissements,.etc.

Elle revient à la clinique le 1er avril 1902.

Examen. — Le col de l'utérus est long, l'utérus immobile, très douloureux, les annexes sont grosses et douloureuses.

Repos, pansement intra-utérin tous les jours, plusieurs bains savonneux.

Le 6 avril la malade est purgée.

Hystérectomie abdominale totale le 7. — Le ventre ouvert on voit des adhérences de l'épiploon et de l'intestin au petit bassin qui est rempli par des masses adhérentes. .

L'extraction des annexes pleines de pus est très difficile, elles se rompent et le pus se répand dans le petit bassin.

Des adhérences avec la vessie rendent l'hystérectomie difficile.

On ferme le petit bassin par la suture à son pourtour du lambeau péritonéal.

Suture de la paroi en un plan, pansement aseptique, un litre de sérum.

Le réveil se fait bien, plusieurs vomissements dans la journée, sueurs le soir et douleurs abdominales ; on donne 0 gr. 01 de morphine.

Le 8 avril, purge le matin, vomissements dans la journée, la malade va à la selle.

Le 9. — Vomissements et mauvaise nuit quoique bon aspect, pouls bon et température normale.

Le 10. — Vomissements.

Le 11. — La malade commence à s'alimenter.

Le 19. — Pansement, réunion de la paroi, ablation des fils.

Le 30. — Sortie. *Guérison.*

OBSERVATION II

Métrite et salpingite dont le début remonte à 10 ans. — Annexes adhérentes dans le petit bassin et l'utérus. — Hystérectomie abdominale totale. - Guérison.

M⁻ S... Camille, 32 ans (1), fut réglée à 10 ans d'une façon normale, les règles durent cinq jours et sont assez abondantes ; elle a eu une grossesse qui fut normale ainsi que l'accouchement et les suites ; l'enfant est mort à six semaines.

A 21 ans, c'est-à-dire un an après son accouchement,

---

(1) Observation 1135.

Mme S... a commencé a souffrir un peu avant les époques ; puis, il y a trois semaines, elle eut de violentes crises douloureuses dans le bas-ventre ; ces crises se répétaient environ toutes les quatre heures, laissant persister une douleur sourde dans leur intervalle.

Depuis lors, elle perd du sang goutte à goutte.

La douleur siège surtout à gauche.

Examen, le 12 février 1901. — La malade a conservé un bon appétit, elle digère bien, les selles sont régulières.

L'examen du poumon et du cœur ne révèlent rien ; l'analyse des urines ne donne ni sucre, ni albumine.

Au toucher. — Le col est ulcéré, l'utérus un peu immobilisé, les culs-de-sac latéraux et postérieur sont pleins, durs et très douloureux.

La malade est mise au repos, avec injection chaude et glace sur le ventre.

Le 16, les douleurs sont calmées.

Le 17, purgation et bain.

Le 18, *hystérectomie abdominale totale*. — Le ventre ouvert, on trouve à gauche une grosse tumeur adhérente formée de la trompe et de l'ovaire pleins de pus. La poche se rompt en la décortiquant et le pus s'écoule, le feuillet postérieur du ligament large est en partie enlevé.

A droite, la trompe est grosse comme une mandarine et contient un liquide clair. L'utérus est gros, dur, scléreux à la coupe.

Après l'hystérectomie, les surfaces cruentées sont recouvertes avec le lambeau péritonéal vésico-utérin.

Suture à 3 étages de la paroi ; pansement aseptique.

Pendant l'opération on donne demi-litre de sérum.

Le réveil se fait facilement. La malade souffre dans le ventre ; piqûre de 0 gr. 01 de morphine ; elle vomit dans la journée.

Le 19, purgation légère, 0 gr. 01 de morphine, vomissements dans l'après-midi.

Le 20, la malade se trouve très bien et repose toute la nuit.

Le 22, il se produit un écoulement purulent assez abondant par le vagin.

Le 1" mars, ablation des fils ; il y a une légère suppuration de la paroi. L'écoulement purulent par le vagin continue.

Le 5, la malade se lève, plus d'écoulement par le vagin, guérison de la cicatrice abdominale.

Le 13 mars, sortie, *guérison*.

OBSERVATION III (1)

Métrite, salpingite droite adhérente comblant le Douglas. — Salpingite gauche suppurée mais sans adhérences. — Hystérectomie abdominale totale. — Guérison.

Mme D... Marguerite, 37 ans, jouit habituellement d'une bonne santé ; elle fut réglée très normalement à 18 ans. Depuis longtemps elle souffre dans le ventre et a des pertes blanches.

Elle a eu huit enfants dont trois sont vivants ; le dernier est né il y a quatorze mois.

Depuis cet accouchement les règles sont très anormales, venant environ tous les trois mois. Paraissant le 14 décembre 1900, elles durent huit jours, puis un mois après, le 17 janvier 1901, elles réapparaissent, mais accompagnées d'une forte douleur dans le ventre à droite. Depuis ce moment Mme D... continue à perdre.

(1) Observation n° 1142.

Le 24 janvier, *examen*. — Le cul-de-sac postérieur est bombé et plein d'une masse dure, repoussant en avant le col qui est ulcéré et saignant. L'utérus est en position normale. On ne sent pas de tumeurs dans les côtés.

L'examen du cœur et des poumons, l'analyse des urines ne donnent rien.

Le 28, la malade purgée est préparée pour l'opération.

Le 29, *hystérectomie abdominale totale*. — La chloroformisation est pénible, la malade est bleue sans avoir beaucoup pris de chloroforme.

Le ventre ouvert, on trouve un utérus gros, rétroversé ; à droite, le ligament large est très congestionné; la trompe est bosselée et du pus sort du pavillon ; les annexes adhérentes, couvertes de fausses membranes, comblent le cul-de sac de Douglas.

A gauche, même congestion du ligament large, la trompe est pleine de pus mais sans adhérences.

Après l'opération, surjet au catgut du lambeau péritonéal vésico-utérin au pourtour du petit bassin ; suture de la paroi en un plan ; pansement aseptique.

Pendant l'opération on a donné un demi-litre de sérum.

La malade se réveille vite ; le soir on la trouve faible ; pas de vomissements, on donne deux piqûres de caféine et un litre de sérum.

Le 30, la nuit a été assez mauvaise, mais les jours suivants les suites deviennent normales.

Le 6 février, ablation des fils.

Le 27, sortie, *guérison*.

Observation IV (1)

Métrite et salpingite depuis les dernières couches, il y a sept ans, crises douloureuses récentes avec métrorragies. — Hystérectomie abdominale totale. — Guérison.

Mme F... Claire, 26 ans, fut réglée à 17 ans d'une façon normale ; elle a eu une grossesse il y a sept ans ; l'enfant est mort au mois de novembre dernier.

Depuis ses couches, la malade souffre dans le bas-ventre surtout au moment des règles ; elle n'a pas de pertes blanches.

Elle fut réglée la dernière fois avec deux semaines de retard.

Elle entre à l'hôpital le 13 février 1901, elle perd en rouge goutte à goutte ; le ventre est sensible, on constate de l'hyperthermie.

Au toucher, l'utérus est gros et épais, mobile ; les culs-de-sac sont souples ; à gauche, on sent une tumeur dure grosse comme une orange, éloignée de l'utérus et fixée contre le pourtour du petit bassin.

L'examen du cœur et des poumons, l'analyse des urines ne donnent rien.

L'état général est resté bon.

La malade est mise au repos avec deux injections très chaudes par jour.

Le 18 février, préparation pour l'opération.

Le 19, *hystérectomie abdominale totale.* — A l'ouverture du ventre on trouve des adhérences de l'épiploon et de l'utérus au sommet du ligament large.

---

(1) Observation n° 1162.

A gauche, contre la paroi du petit bassin, la trompe est grosse, pleine de pus; en la décortiquant, elle se rompt dans le ventre.

Au fond du bassin du même côté on détache un ovaire suppuré.

A droite, la trompe et l'ovaire sont suppurés, mais moins volumineux avec des adhérences moins intimes.

L'utérus enlevé on suture le lambeau péritonéal au rectum et à l'S iliaque pour fermer le petit bassin; suture de la paroi en trois plans.

Pendant l'opération on donne un demi-litre de sérum.

Le 20, la nuit est mauvaise; piqûre de morphine et un demi litre de sérum; la malade vomit dans la journée.

Le 21, la malade va mieux et commence à s'alimenter.

Le 5 mars, ablation des fils.

Le 15, sortie, *guérison.*

OBSERVATION V (1)

Salpingite et métrite. — Adhérences au petit bassin et à l'épiploon. — Hystérectomie abdominale totale. — Guérison.

Mme H... Adrienne, 32 ans, fut réglée à 13 ans d'une façon normale jusqu'à 19 ans, époque où elle eut une fièvre typhoïde. Depuis les règles sont irrégulières et viennent à peu près toutes les six semaines pendant deux ou trois jours.

Elle a eu une grossesse qui s'est très bien passée — l'enfant, bien portant, a maintenant 14 ans — puis une fausse couche il y a 11 ans.

------

(1) Observation n° 1204.

Depuis deux ans, elle ressent des douleurs dans le bas-ventre avec hémorragies ; elle fut même obligée de s'aliter pendant quatre mois.

Le 12 avril 1901, *examen.*— Le col de l'utérus est élevé et un peu mou ; le cul-de-sac postérieur est plein et douloureux ; sur les deux côtés de l'utérus on sent un empâtement qui est douloureux.

L'examen des poumons et du cœur, l'analyse des urines ne révèlent rien.

Le 15 avril, préparation à l'opération.

Le 16, *hystérectomie abdominale totale.* —Le ventre ouvert on trouve de chaque côté une trompe allongée, grosse comme l'intestin grêle ; son extrémité pleine de pus est accolée à un ovaire lui-même plein de pus et gros comme une mandarine. Le tout est adhérent au feuillet postérieur du ligament large, et en haut, à l'épiploon.

En décortiquant les trompes, elles se rompent dans le ventre.

L'hystérectomie faite, on suture le lambeau péritonéal au pourtour du petit bassin.

Suture de la paroi en un plan.

Le réveil se fait bien, il y a des vomissements le premier jour, puis les suites sont normales.

Le 30, ablation des fils.

Le 9 mai, sortie, guérison.

Observation VI [1]

Infection des deux trompes ; ovaires polykystiques. — Légères adhérences. — Utérus gros et scléreux. — Métrorragies répétées et abondantes. — Hystérectomie abdominale totale. — Guérison.

Mme P... Louise, 44 ans, fut réglée à 12 ans, toujours d'une façon régulière pendant huit à dix jours et assez abondamment. Elle a une fausse couche et quatre grossesses menées à terme. Trois enfants sont morts de la diarrhée infantile et un de la coqueluche.

Son dernier accouchement eut lieu le 25 août 1895 ; elle est restée quatre mois sans règles, puis les époques sont revenues régulières.

En 1896, la malade eut une métrorragie qui dura 18 jours ; elle en eut une nouvelle de deux mois en 1898, puis une de 20 jours en 1901 ; à la suite de cette dernière, elle perdit goutte à goutte pendant un mois.

Elle n'a jamais souffert dans le ventre ; son état général est bon, malgré, dit-elle, un peu d'amaigrissement.

L'examen des poumons et du cœur, l'analyse des urines ne décèlent rien.

Le 8 juillet 1901, *examen.* Le ventre est souple, la palpation éveille de la douleur à gauche ; on ne constate pas de circulation collatérale.

Au toucher, le col est gros, déchiré ; l'utérus est doublé de volume ; les annexes à gauche sont douloureuses.

Le 10 juillet, préparation à l'opération,

---

(1) Observation n° 1229.

Le 11 juillet, *hystérectomie abdominale totale*. — Le ventre ouvert, on trouve deux ovaires polykystiques avec salpingite double ; il y a des adhérences au péritoine pelvien ; l'utérus est scléreux, sa paroi épaisse et dure, le col est très gros.

Suture du lambeau péritonéal.

Suture de la paroi en un plan. Pendant l'opération on donne un litre de sérum.

Le réveil se fait bien ; pas de vomissements ; les suites sont régulières et normales.

Le 25, ablation des fils.

Le 6 août, sortie, *guérison*.

OBSERVATION VII [1]

Métrite et salpingite suppurées adhérentes aux intestins et au cul-de-sac de Douglas, évoluant depuis trois ans. — Hystérectomie abdominale totale. — Guérison. — Pleurésie gauche ; tuberculose pulmonaire probable.

Mme F... Marie, 25 ans, réglée à 14 ans régulièrement, ses règles durent quatre jours et sont très douloureuses.

Elle n'a pas eu de grossesse.

Elle perd en blanc. Depuis deux ou trois ans, elle se plaint de douleurs dans le bas-ventre lorsqu'elle est fatiguée ; mais depuis trois semaines la douleur est intense et continuelle. Cette crise a débuté brusquement.

L'appétit est bon, les digestions régulières et les selles normales.

On ne constate aucune lésion au cœur et aux poumons ; ni sucre ni albumine dans les urines.

---

(1) Observation n° 1246.

Le 6 mars 1901, *examen*. L'utérus a conservé son volume normal, mais il est immobilisé.

A droite, on sent une tumeur grosse comme une orange; elle est molle et douloureuse.

A gauche se trouve une tumeur de même caractère, mais plus petite.

Le 8 mars, préparation à l'opération

Le 9, *hystérectomie abdominale totale*. Le ventre ouvert, on constate des adhérences de l'intestin à la face postérieure de l'utérus. A droite, la trompe et l'ovaire, pleins de pus, sont adhérents au fond du Douglas et au feuillet postérieur du ligament large ; à gauche, tumeur semblable, mais avec des adhérences multiples.

En avant, la vessie est adhérente à l'utérus. On ferme le petit bassin avec le lambeau péritonéal. Suture de la paroi à trois étages.

Le réveil se fait bien, la malade vomit dans la journée, mais ne ressent pas de douleurs marquées.

La plaie de la paroi suppure.

Le 5 avril, ablation des fils.

La convalescence a été longue. Le 10 avril, une pleurésie se déclare à gauche. L'état général est mauvais.

Le 13 juillet, la malade sort guérie, mais avec un poumon suspect.

OBSERVATION VIII (1)

Gros utérus scléreux. — Fréquence des règles. — Hématome de la trompe et kyste ovarique à droite. — Salpingite suppurée à gauche. — Hystérectomie abdominale totale. — Guérison.

Mme L.... Mélina, 33 ans, réglée à 15 ans ; ses règles avancent, sont assez abondantes et durent trois ou quatre jours.

---

(1) Observation n° 1255.

Depuis cinq à six ans, les règles sont plus fréquentes, jusqu'à deux fois par mois, mais sans ménorragie.

La malade n'a pas eu de grossesse.

Depuis trois ou quatre ans, elle souffre presque continuellement dans le bas-ventre, elle est même obligée de s'aliter parfois pendant deux ou trois jours.

Elle n'a pas de pertes blanches.

Elle n'a pas d'appétit ; ses digestions sont longues et pénibles, avec renvois ; elle se plaint d'avoir beaucoup maigri.

Le 10 juillet 1901, *examen*. L'utérus, doublé de volume, est situé un peu en arrière.

A droite, on sent une masse épaisse, élevée, douloureuse au toucher.

A gauche, le cul-de-sac semble libre.

L'examen du cœur et des poumons, l'analyse des urines ne révèlent rien. Cependant il y a un léger œdème au niveau des malléoles.

Le 12 juillet, préparation à l'opération.

Le 13, *hystérectomie abdominale totale*. Le ventre ouvert, on trouve des adhérences molles de l'intestin et de l'épiploon.

A droite, on enlève un hématome de la trompe et un kyste ovarique gros comme une pêche.

A gauche, la trompe et l'ovaire sont suppurés et adhérents.

L'utérus est gros et scléreux.

L'opération terminée, on fait le surjet péritonéal au pourtour du petit bassin ; on suture la paroi en un plan.

Pendant l'opération, on donne un litre de sérum.

Le réveil se fait assez vite ; il n'y a pas de vomissements ; les douleurs sont assez vives dans le ventre. Le soir on donne demi-litre de sérum:

Le 14, la malade est faible ; de nouveau, on lui donne un demi-litre de sérum. Puis les suites de l'opération deviennent normales.

Le 25, ablation des fils.

Le 6 août, la malade sort guérie.

OBSERVATION IX (1)

Infection utérine et ·péritonéale datant de 7 mois. — Adhérences multiples de l'intestin grêle, de l'épiploon, du rectum, de l'anse sigmoïde. — Hysté-rectomie abdominale totale. — Guérison.

Mme H... Adèle, 29 ans, réglée seulement depuis quatre ans et très irrégulièrement ; les règles durent deux ou trois jours.

Il y a quatorze mois, elle a fait une fausse couche de sept mois. Elle s'est relevée le neuvième jour, et depuis elle souffre dans le bas-ventre, d'une façon presque continue et surtout à droite.

Les règles sont revenues abondantes et durent cinq jours chaque fois.

Elle avait des pertes blanches.

Elle fut obligée de quitter son travail le 17 juin 1901 pour entrer à l'hôpital.

Elle souffrait beaucoup.

L'utérus était immobilisé avec une grosse masse à droite.

La malade est mise au repos et on lui ordonne des injections chaudes.

Le 10 juillet, le ventre est devenu souple ; au toucher,

_____

(1) Observation n° 1260.

on sent un col entr'ouvert, un utérus gros et en rétro-version, puis, à droite, une tumeur grosse et haut située.

Le 12, préparation à l'opération.

Le 13, *hystérectomie abdominale totale.* — Le ventre ouvert, on trouve le bassin rempli par la lésion, avec des adhérences à l'épiploon, à l'intestin grêle et à l'anse sig-moïde.

A gauche, la trompe forme une coudure qui dépasse le niveau de l'utérus; elle est grosse, pleine de pus, con-tournée, adhérente, en arrière, aux parois du petit bassin et au rectum, en avant, au ligament large, et, à sa partie supérieure, à la vessie.

A droite, se trouve un kyste de l'ovaire gros comme une mandarine; il est coiffé de la trompe pleine de pus, et est adhérent au rectum et à l'anse sigmoïde.

En avant, la vessie est étalée et est adhérente à l'utérus et au ligament large.

Après le surjet péritonéal qui ferme le bassin, on suture la paroi en un plan.

Pendant l'opération, on donne un litre de sérum.

Le 14, la malade est très faible; un demi-litre de sé-rum le soir.

Le 15, de nouveau un demi-litre de sérum ; la malade a des vomissements, plusieurs selles, des urines abon-dantes.

Le 16, elle commence à reposer et la convalescence de-vient régulière.

Le 27, ablation des fils.

Le 12 août, sortie, guérison.

OBSERVATION X (1)

Ovarite kystique, salpingite catarrhale staphylococcique. — Fibrome utérin.
Hystérectomie abdominale totale. — Guérison.

Mme P... Louise, 30 ans, n'a jamais eu de maladies antérieures.

Elle fut réglée à 17 ans, et régulièrement chaque mois pendant cinq à six jours. Mariée à 20 ans, elle eut deux enfants, dont l'un est vivant : les deux accouchements furent normaux ; le dernier date de huit ans.

Depuis deux ans, la malade se plaint de douleurs dans le ventre. Au début, ces douleurs eurent le caractère de coliques et furent accompagnées d'une métrorragie qui dura trois mois.

Depuis, les règles redevinrent régulières, mais les douleurs furent continuelles, s'accompagnant d'une sensation de pesanteur avec tiraillements dans le bas-ventre.

On fit porter à la malade une ceinture qui la soulagea momentanément, mais tout travail lui est impossible.

Le 8 août 1901, *examen*. — On se trouve en face d'une femme un peu chétive d'aspect et amaigrie.

Au toucher, on sent un utérus gros comme le poing avec un col un peu entr'ouvert ; le corps est fléchi en arrière et mobile ; à droite et en haut, on rencontre une tuméfaction se continuant avec le corps de l'utérus.

L'examen du cœur et des poumons ne révèle rien, ni sucre, ni albumine dans les urines.

---

(1) Observation n° 1276.

Le 10, *hystérectomie abdominale totale.* — Le ventre ouvert, on se trouve en présence d'un gros fibrome utérin et d'une double ovarite.

A droite, l'ovaire est gros comme une mandarine et kystique ; celui de gauche est simplement adhérent.

Les deux trompes sont enflammées avec adhérences molles.

Après avoir fermé le petit bassin par un surjet péritonéal, on suture la paroi.

Le réveil se fait bien ; la malade vomit dans la journée ; on lui injecte un demi-litre de sérum.

La convalescence est tout à fait régulière.

Le 28, ablation des fils.

Le 4 septembre, sortie. Guérison.

— L'ensemencement du pus des trompes a donné une culture de staphylocoques.

OBSERVATION XI (1)

Métrite depuis 4 ans ; utérus gros et friable ; annexes suppurées adhérentes à pus verdâtre avec grosses productions kystiques. — Hystérectomie abdominale totale. — Guérison.

Mme L... Françoise, 33 ans, fut réglée à 20 ans ; ses règles reviennent toutes les trois semaines et durent de huit à dix jours.

Pendant ses dernières règles, le 26 août 1901, elle se trouve mal subitement et depuis ce moment elle souffre dans le ventre et elle le sent grossir. Elle eut quatre gros-

___

(1) Observation n° 1297.

sesses dont deux vinrent à terme, et les deux autres avortèrent mais sans suites fâcheuses immédiates.

Cependant, depuis quatre ans, Mme L... perd en blanc et souffre un peu dans le bas-ventre ; on la soigne pour métrite. Son appétit est médiocre, ses digestions sont lentes avec sensation de pesanteur ; elle est habituellement constipée et souffre quand elle va à la selle.

Aucune lésion aux poumons et au cœur ; ni sucre, ni albumine dans les urines.

Le 5 septembre 1901, *examen.* — Au palper, le ventre est sensible, on trouve une tumeur remontant à un travers de main au-dessus du pubis.

Au toucher, l'utérus est mobile, très sensible ; les culs-de-sac sont pleins ; il semble que la tumeur sentie par le palper fait corps avec l'utérus et les culs-de-sac.

Le 7 septembre, *hystérectomie abdominale totale.* — Le ventre ouvert, on trouve une tumeur remontant à mi-chemin entre le pubis et l'ombilic, elle est composée de kystes à parois molles, contenant un liquide clair. Au centre, l'utérus est volumineux ; et de chaque côté, comblant le petit bassin, les trompes et ovaires fusionnés sont pleins de pus.

Pendant l'extraction des annexes les poches se crèvent et il s'en échappe du pus épais et verdâtre.

L'hystérectomie est rendue difficile à cause de la friabilité des tissus ; les artères flexueuses se déchirent facilement. Les ligaments larges sont épaissis et infiltrés.

On ferme le petit bassin par la suture en surjet du péritoine.

On suture la paroi et on donne un litre de sérum.

Le réveil se fait bien, il n'y a pas de vomissements ; quelques douleurs sont calmées par une piqûre de morphine.

Le 8, la malade a reposé; elle a bon aspect, bon pouls et elle commence à s'alimenter.

Les suites de l'opération furent donc très simples.

Le 21, ablation des fils.

Le 1er octobre, sortie, guérison.

OBSERVATION XII (1)

Métrite. — Suppuration des trompes et des ovaires datant de 6 mois. — Hystérectomie abdominale totale. — Guérison.

Mme V... Berthe, 26 ans, réglée à 14 ans régulièrement, mais abondamment, 8 jours chaque fois. Elle a eu ses dernières règles du 18 au 25 juillet 1901 ; elle n'a pas remarqué de pertes blanches et n'a jamais eu de métror-ragie.

Depuis 6 mois, Mme V... se plaint de douleurs dans le bas-ventre ; ces douleurs ont été en augmentant et en intensité et en durée.

L'état général est excellent, l'appétit est bon, elle digère bien, mais elle est constipée.

Le 4 septembre 1901, *examen.* — Au toucher, on sent appliquée contre l'utérus, à droite, une tumeur ma-melonnée, grosse comme une orange ; à gauche, une tumeur grosse comme deux poings et mobile avec l'uté-rus.

Le 7, *hystérectomie abdominale totale.* — A l'ouverture du ventre, on remarque à gauche quelques adhérences de l'épiploon. A droite, la trompe volumineuse et pleine de pus est adhérente à l'ovaire, qui, lui, est comme une

---

Observation n° 1298.

mandarine ; à gauche, les lésions sont encore plus volumineuses et plus marquées, elles comblent toute cette partie du petit bassin.

L'hystérectomie faite, il est assez difficile, à cause des grandes pertes de substance, de recouvrir toutes les surfaces cruentées avec le lambeau péritonéal vésico-utérin.

La paroi suturée, on injecte un litre de sérum.

Au réveil, les douleurs sont assez vives, on les calme par une piqûre de morphine. Le lendemain, bien qu'il y ait encore quelques douleurs abdominales, l'aspect est bon et la convalescence se fait régulièrement.

Le 21, ablation des fils.

Le 30 septembre, sortie, guérison.

OBSERVATION XIII (1)

Métrite et salpingite. — Grosse hématocèle. — Hystérectomie abdominale totale. — Phlébite gauche. — Guérison.

Mme G... Barbette, 26 ans, a eu la coqueluche à 8 ans, pas d'autre maladie.

Elle fut bien réglée depuis l'âge de 13 ans et ses règles durent 4 jours.

Depuis 6 mois elle perd en rouge tous les 15 jours et pendant 4 jours chaque fois.

Elle a eu 3 enfants dont deux sont bien portants ; l'aîné étant mort à 4 mois ; puis il y a 3 ans elle fit une fausse couche ; toutes ses suites de couches furent bonnes.

Pas de lésions, ni au cœur, ni aux poumons ; l'analyse des urines ne révèle ni sucre ni albumine.

Observation n° 1310.

L'appétit est excellent, les digestions bonnes et les selles régulières.

Le 14 août 1901, *examen*. — Le ventre est souple. Au toucher, on trouve un utérus abaissé ; le col est appliqué contre le pubis et immobilisé dans cette position ; à gauche le cul-de-sac est douloureux ; à droite, on sent une tumeur assez volumineuse et très douloureuse.

Pendant l'examen, la douleur provoque des contractions de la paroi abdominale, qui empêchent une palpation très complète.

Le 24, *hystérectomie abdominale totale*. — L'ouverture du ventre met à nu une tumeur à paroi mince, noirâtre, remontant à 3 doigts au-dessous de l'ombilic et présentant de légères adhérences avec l'épiploon et avec le gros intestin.

En détachant les adhérences, la poche s'ouvre ; elle est remplie de caillots sanguins, on en retire plein les deux mains. On voit encore à droite, la trompe pleine de caillots et adhérant avec un ovaire polykystique.

A gauche, la trompe est rouge, tuméfiée, l'ovaire est polykystique ; le tout est adhérent à la partie postérieure du ligament large.

Après fermeture du petit bassin et de la paroi, on injecte un litre de sérum.

Le réveil se fait bien, mais la malade ressent de violentes douleurs dans le ventre.

Le soir, elle a un peu de diarrhée, mais pas de vomissements.

Le 25, la malade passe une assez mauvaise nuit, les douleurs se font toujours sentir, pas de sommeil ; de plus, il y a incontinence d'urine ; puis sur le soir, les douleurs cessent.

Le lendemain, l'incontinence d'urine cesse, la malade commence à s'alimenter, et la convalescence devient régulière.

Le 5 septembre, ablation des fils.

Le 20 septembre, une phlébite se déclare dans la jambe gauche et la malade ne sort guérie que le 25 octobre.

Observation XIV (1)

Métrite, salpingite tuberculeuse avec position normale de la trompe et de l'ovaire droites au-devant de l'utérus.— Hystérectomie abdominale totale. — Guérison.

Mme B... Juliette, 33 ans, a eu la scarlatine à 15 ans, la fièvre typhoïde à 17 ans, une pneumonie à 16 ans et une bronchite à 19 ans. Elle tousse un peu depuis 12 ans, elle a des sueurs nocturnes et déclare qu'elle a maigri depuis 2 ou 3 ans. Elle fut réglée à 17 ans d'une façon normale jusqu'à il y a 8 ans.

Mme B... a eu trois enfants, dont deux sont morts de maladie indéterminée; le troisième est bien portant.

Les premières et troisièmes couches furent normales; les deuxièmes furent accompagnées, pendant la délivrance, de phénomènes pathologiques indéterminés.

Depuis 8 ans, la malade souffre continuellement dans le bas-ventre et surtout dans les côtés. La douleur, qui se faisait sentir d'abord à gauche, prédomine actuellement à droite. Les règles durent 8 jours et sont très douloureuses; de plus, la malade accuse d'abondantes pertes blanches. Elle a peu d'appétit, surtout depuis 15 jours;

---

(1) Observation n° 1364.

elle n'est pas constipée et ne présente pas de troubles de la miction.

Le 22 novembre 1901, *examen.* — Le ventre est souple. Au toucher, les deux culs-de-sac latéraux sont douloureux. L'utérus est refoulé en arrière; puis encore derrière lui et paraissant lui être indépendante, on sent une tumeur douloureuse.

Le cœur est sain; au poumon droit, en arrière, la respiration est soufflante; de plus, on entend quelques craquements secs aux deux sommets.

Le 23 novembre, *hystérectomie abdominale totale.* — Le ventre ouvert, on voit une tumeur grosse comme une orange, située au-devant et au-dessus de l'utérus; elle est adhérente à l'épiploon et présente un large pédicule sur le ligament large droit.

A la base de cette tumeur est l'ovaire suppuré.

A gauche, un peu de liquide citrin se trouve dans le ventre; la trompe pleine de pus et l'ovaire sont adhérents.

La tumeur droite, qui était adhérente à l'épiploon, est pleine de pus, sa paroi est épaissie; il est probable que l'on a affaire à une salpingite tuberculeuse.

L'opération terminée, la malade a un bon réveil, puis quelques vomissements

La convalescence est régulière.

Le 5 décembre, ablation des fils.

Le 17 décembre, sortie, guérison.

OBSERVATION XV (1)

Utérus fibromateux avec polypes. — Salpingite suppurée adhérente.
Hystérectomie abdominale totale. — Guérison.

Mme D... Julia, 41 ans, entre à l'hôpital Pasteur le 16 novembre 1901.

Son père est mort paralysé, sa mère est bien portante ainsi que ses frères et sœurs, sauf, pourtant, une sœur qui est albuminurique.

Mme D... a eu la fièvre typhoïde à 17 ans ; très bien réglée depuis l'âge de 12 ans, jusqu'à il y a eu un an au mois d'octobre où elle eut une perte qui dura une semaine ; après quelques jours de nouvelles hémorragies se produisirent, et depuis trois mois l'écoulement de sang est continuel.

La malade a eu trois enfants : les accouchements et les suites de couches furent normaux. Le premier de ses enfants est mort d'une bronchite à 9 ans ; le second de méningite à 14 mois, et le troisième à 6 mois de diarrhée.

Depuis trois mois Mme D... éprouve dans le ventre de violentes douleurs qui reviennent tous les jours. Son appétit est médiocre, ses digestions difficiles, avec renvois ; de plus, elle est constipée.

Le cœur et les poumons sont sains, les urines ne contiennent ni sucre, ni albumine.

A l'examen, on sent, par le toucher, un col gros dont la lèvre antérieure est dure et épaisse. L'utérus est enclavé,

(1) Observation n° 1365.

sa surface antérieure est dure et son sommet remonte au-dessus du pubis ; il paraît volumineux, surtout dans le Douglas.

Le 23, *hystérectomie abdominale totale*. — A l'ouverture du ventre, on voit une salpingite suppurée, à gauche, avec un ovaire accolé au ligament large ; à droite se trouve une salpingite catarrhale adhérente. L'utérus est fibromateux et contient un polype fixé au fond de la cavité.

L'opération terminée on donne un litre de sérum.

Le réveil se fait bien, mais la malade se plaint et souffre beaucoup, on lui fait une piqûre de morphine. Dans l'après-midi, on lui injecte de nouveau demi-litre de sérum.

Le 5 décembre, ablation des fils.

Le 14, sortie, guérison.

OBSERVATION XVI (1)

Douleurs abdominales depuis 4 ans. — Métrite, salpingite double.
Hystérectomie abdominale totale. — Guérison.

Mme C. Anastasie, 24 ans, réglée à 13 ans, toujours d'une façon régulière mais peu abondante. Elle fit deux fausses couches ; la première, il y a 4 ans, fut une fausse couche de 3 mois 1|2, à la suite de laquelle la malade est restée alitée pendant trois mois avec douleurs et vomissements ; elle souffre depuis cette époque.

La deuxième fausse couche, de 1 mois 1|2, eut lieu il y a un an.

Depuis quatre ans, au moment de ses règles, Mme C. souffre beaucoup dans le ventre et est obligée de s'aliter.

---

(1) Observation n° 1395.

Depuis quinze jours les douleurs, accompagnées de vomissements, sont plus violentes et continuelles, elles ont la forme de coliques et la malade est prise d'envies fréquentes d'uriner.

Le 26 novembre 1901, *examen*. — Le ventre est souple, mais la palpation est douloureuse à gauche.

Au toucher, le col est entrouvert et ulcéré, l'utérus est augmenté de volume et douloureux ; le cul-de-sac gauche douloureux aussi est légèrement abaissé.

Poumons et cœur sains ; ni sucre, ni albumine dans les urines.

On fait des pansements intra-utérins jusqu'au moment de l'opération qui a lieu le 12 décembre.

Hystérectomie abdominale totale. — On trouve une métrite avec ovarite et salpingite doubles.

Les suites de l'opération sont normales et sans vomissements.

Le 24, ablation des fils.

Le 31, sortie, guérison.

OBSERVATION XVII (1)

Métrite et salpingite double depuis 9 ans.— Utérus scléreux.— Métrorrhagie grave. — Anémie accentuée. — Hystérectomie abdominale totale. — Guérison.

Mme P... Maria, 42 ans, a eu la rougeole dans son enfance, et a toujours été faible et anémique. Elle a été réglée à 16 ans toujours abondamment. Elle a eu deux enfants il y a 11 et 10 ans ; le dernier est mort de cholé-

_____

(1) Observation n° 1397.

rine ; puis elle fit une fausse couche de deux mois il y a
9 ans, et depuis lors elle se plaint de douleurs dans le
ventre.

Cette fausse couche, accompagnée d'une abondante
hémorragie, fut suivie, dit-elle, d'un commencement de
péritonite. Depuis, les pertes se renouvellent très abondantes, elles anémient la malade et l'empêchent de tra-
vailler.

Le 18 décembre 1901, *examen*. — On se trouve en face
d'une femme très pâle, la dernière hémorragie a duré
quinze jours. Au palper, le ventre est souple. Au toucher,
les culs-de-sac latéraux sont libres; en arrière on sent
dans le Douglas une masse grosse comme le poing, adhérente à l'utérus qui lui-même est volumineux, immobile,
en rétroversion. Le col est normal.

Aucune lésion au cœur et aux poumons ; ni sucre, ni
albumine dans les urines.

Le 21, *hystérectomie abdominale totale*. — On trouve
un utérus adhérent au rectum et au Douglas ; les trompes
sont catarrhales et aussi adhérentes à l'utérus et au Douglas On referme le petit bassin avec le lambeau vésico-
péritonéal; on suture la paroi en un plan, et on injecte un
litre de sérum.

Le réveil se fait bien, le soir nouvelle injection d'un
litre de sérum.

Le 22, la malade est agitée ; elle se calme sur le soir et
s'alimente un peu. La convalescence devient régulière.

Le 7 janvier, ablation des fils.

Le 4 février, sortie. Guérison.

Observation XVIII (1)

Vaginite, douleurs à la miction. — Métrite depuis deux ans. — Recrudescence de l'écoulement utérin avec douleur subite dans le bas-ventre.—Grosse salpingite avec réaction péritonéale. — Colpotomie postérieure suivie d'amélioration de l'état général. — Persistance de l'écoulement. — Hystérectomie abdominale totale. — Guérison.

Mme I... Lucie, 19 ans, fit une rougeole à 7 ans. Elle commença d'être réglée à 13 ans, régulièrement quatre mois de suite. puis les règles cessèrent pendant un an et revinrent d'une façon normale et régulière.

Mme I... souffre dans le bas-ventre depuis deux ans, mais surtout depuis trois mois ; les douleurs se font sentir surtout la nuit et le matin.

Il y a quatre mois elle a perdu beaucoup en blanc, son linge était taché vert et jaune, les mictions étaient douloureuses ; puis au bout de deux mois l'écoulement cessa, mais la douleur s'accentua à droite.

Ses règles, durant huit à dix jours, sont avec caillots sanguins.

Le 3 janvier 1902, Mme I... est prise de douleurs très violentes pendant ses règles ; ces douleurs persistent le lendemain et s'accompagnent de vomissements ; son état continuant, elle entre le 6 à l'hôpital Pasteur.

Examen. - Le ventre est dur, très douloureux avec défense musculaire marquée à droite.

Au toucher, le col est normal ; dans le cul-de-sac droit est une masse douloureuse qui ne peut se séparer de l'utérus ; celui-ci est peu mobile ; le cul-de-sac gauche est douloureux.

(1) Observation nº 1424.

La nuit du 6 au 7 a été mauvaise ; insomnie complète, pouls à 130 ; température du 6 au soir 39°9, du 7 au matin 38°4.

On se décide alors à faire une colpotomie postérieure. Au moment de l'opération, il ne sort pas de pus : on place un drain le plus profondément possible ; mais la nuit suivante il se produit un écoulement purulent assez abondant qui persiste jusqu'au moment de la deuxième opération.

Le 18 janvier, *hystérectomie abdominale totale*. — Le ventre ouvert, on voit que l'épiploon est adhérent à l'utérus et aux trompes ; les adhérences détachées, on enlève les annexes des deux côtés. Tout le petit bassin est tapissé de fausses membranes ; on le ferme en suturant le péritoine vésico-utérin à l'S iliaque et à l'anse oméga.

La paroi est suturée en un plan.

Au réveil, la malade ressent de violentes douleurs ; on la pique à la morphine et on lui injecte demi-litre de sérum.

Les douleurs persistent pendant deux ou trois jours.

Le 29, ablation des fils.

Le 13 février, sortie, *guérison*.

OBSERVATION XIX (1)

Douleurs abdominales depuis vingt mois avec métrorragies. — Salpingite double. — Adhérences de tous les organes du petit bassin. — Hystérectomie abdominale totale. — Guérison.

Mme S... Hélène, 26 ans, a eu une péritonite il y a dix-huit mois environ, pas d'autres antécédents. Elle a été réglée à 18 ans.

_____

(1) Observation n° 1472.

Depuis vingt mois ses règles durent huit jours et sont douloureuses ; en janvier dernier, elle eut une perte qui dura trois semaines.

L'état général est bon, il y a cependant un peu d'amaigrissement depuis un mois.

Le 15 février 1902, *examen*. — On délimite dans l'abdomen une tumeur médiane, régulière, remontant vers l'ombilic et absolument immobile dans le petit bassin.

Le 22, *hystérectomie abdominale totale* — Tout le petit bassin est comblé par les lésions ; la paroi abdominale antérieure, la vessie, l'utérus, les annexes, l'intestin, sont adhérents.

Après avoir détaché les adhérences de l'intestin, on peut faire, à droite, l'ablation d'un kyste séreux, de la trompe et de l'ovaire fusionnés ensemble et suppurés. A gauche, la trompe et l'ovaire suppurés sont adhérents au petit bassin et à l'S iliaque. Les adhérences de la vessie assez étendues sont détachées.

Pendant l'opération, la malade reçoit un litre de sérum, que l'on est obligé de renouveler le soir, car la malade est très faible; de plus, piqûre de caféine et d'éther.

La faiblesse continue jusqu'au 25, où la convalescence commence à se faire.

Le 6 mars, ablation des fils.

Le 29, sortie, guérison.

OBSERVATION XX (1)

Métrite ancienne datant de 10 ans avec salpingite droite ayant nécessité une ovariotomie il y a 10 ans. — Sclérose utérine. — Hystérectomie abdominale totale. — Guérison.

Mme S... Albertine, 40 ans, a commencé d'être réglée à 14 ans ; ses périodes sont douloureuses. Elle a eu trois enfants et elle souffre dans le ventre depuis son dernier accouchement. Deux ou trois ans après, les douleurs deviennent plus violentes, la malade est obligée de s'aliter de temps en temps. Elle a été traitée aussi pendant deux ou trois ans pour ulcérations du col.

Le 27 décembre 1890, Mme S... subit une laparotomie avec ovariotomie droite pour lésions minimes. Sept ou huit mois après, elle retombe assez gravement malade, on lui fait avec des sondes une dilatation forcée de l'utérus. Enfin, depuis un an, elle souffre davantage, surtout au moment des règles.

Le 19 avril 1902, *examen.* — Douleurs continues dans le bas-ventre et les reins. Au toucher, on sent à gauche une tumeur douloureuse. L'utérus, assez mobile, est augmenté de volume et douloureux.

L'état général est bon, malgré quelques troubles digestifs.

Le 26, *hystérectomie abdominale totale.* — L'opération est difficile, car la femme est grasse et dort mal. On trouve un utérus sclérosé et salpingite légère.

Le 9 mai, ablation des fils.

Le 20, sortie, guérison.

_____

(1) Observation n° 1501.

Observation XXI (1)

Métrite et salpingite blennorrhagiques datant de 3 mois avec poussées aiguës. — Hystérectomie abdominale totale. — Mort.

Mme L.. Victorine, 21 ans, entre à l'hôpital le 25 juillet 1902. Son père est mort tuberculeux ; sa mère est bien portante ainsi que ses frères et sœurs ; elle-même n'a jamais été malade jusqu'alors.

Réglée à 14 ans, presque toujours deux fois par mois et pendant deux ou trois jours ; jamais de grossesse.

Il y a trois mois, la malade ressent des douleurs en urinant et en allant à la selle, puis viennent des pertes blanches abondantes, et quelques douleurs dans le bas-ventre qui s'accentuent beaucoup depuis un mois ; les règles sont aussi plus abondantes ; actuellement les douleurs très vives, reviennent toutes les heures par crises durant un quart d'heure chaque fois. Cependant l'état général paraît encore bon.

Examen. — Au palper, le ventre est douloureux à la partie inférieure et surtout sur les côtés. Au toucher, l'utérus en position normale est douloureux, peu mobile et un peu gros ; de chaque côté on sent une tumeur molle et douloureuse fixée à l'utérus.

Le 2 août 1902, *hystérectomie abdominale totale.* — A droite se trouve un bloc adhérent formé par la trompe et l'ovaire pleins de pus — il y a des adhérences avec l'anse oméga et l'appendice. A gauche, presque pas d'adhéren-

----

(1) Observation n° 1553.

ces, mais la trompe et l'ovaire sont pleins d'un pus à odeur infecte.

Surjet au pourtour du petit bassin et fermeture de la paroi en un plan.

Le choc est très intense, un litre de sérum et caféine toutes les deux heures.

Le soir, la malade a des tendances à la syncope, le pouls est faible, un litre de sérum.

Le 3 août, la nuit a été mauvaise, vomissements nombreux, pouls faible, la température est de 36°3 Il s'écoule un peu de pus par le vagin — un litre de sérum le matin et à trois heures de l'après-midi — le soir, état syncopal.

Le 4, nuit très mauvaise ; un litre de sérum, puis caféine toutes les deux heures ; le pouls est très faible ; vomissements nombreux mais pas de douleurs dans le ventre.

Mort à 5 heures du soir.

Cette malade, quelques jours avant l'opération, avait eu une poussée fébrile à 38° ; elle est morte probablement par infection suraiguë.

Observation XXII (1)

Métrite et salpingite depuis 7 ans environ.— Poussée aiguë récente. Hystérectomie abdominale totale. — Mort.

Augustine R., 36 ans, entre à l'hôpital Pasteur le 2 août 1902. — Père mort tuberculeux, mère en bonne santé ; 3 frères sont morts de tuberculose, un autre est tuberculeux actuellement, une sœur et trois autres frères sont bien portants.

_____

(1) Observation n° 1564.

Mme R... n'a pas eu de maladies antérieures, elle ne tousse pas. Elle a été réglée à 14 ans, un jour ou deux chaque fois ; les époques venaient régulièrement, jusqu'au moment où elle a commencé à souffrir dans le ventre, c'est-à-dire il y a 7 ans. Depuis, ses règles viennent toutes les 3 semaines ; l'écoulement est très pâle, et entre les règles, les pertes blanches sont très abondantes.

Examen. — Au toucher, l'utérus est immobile ; les culs-de-sac latéraux sont douloureux et on sent les annexes adhérentes à l'utérus ; à gauche, se trouve une tumeur volumineuse.

Le 16 août 1902, *hystérectomie abdominale totale*. — Le ventre ouvert, on voit à gauche l'anse oméga accolée à la trompe, qui elle-même forme un bloc avec l'ovaire et le ligament large ; mêmes lésions à droite ; les deux trompes sont pleines de pus.

L'opération faite, injection d'un demi-litre de sérum.

Vomissements dans la journée ; le soir, de nouveau un demi-litre de sérum.

Le 17, vomissements, hoquets fréquents, surtout pendant la nuit.

Le 19, vomissements très abondants ; diarrhée ; météorisme considérable du ventre.

Mort dans la nuit du 19 au 20.

Dix jours avant l'opération, la malade avait eu une poussée fébrile. La mort est due à une poussée péritonéale aiguë.

Observation XXIII (1)

Métrite et salpingite d'origine ancienne. — Métrorragies.
Hystérectomie abdominale totale. — Guérison.

Mme D... Angelina, 43 ans, a eu la variole à 12 ans, réglée à 16 ans et demi, toutes les trois semaines. Depuis un an, les règles sont très irrégulières, soit deux fois par mois, soit retard de un ou deux mois. L'année dernière, elle eut une perte qui dura huit jours et, il y a trois semaines, une métrorragie qui n'a cessé que la semaine dernière.

Pas de grossesses.

Depuis deux mois et demi, la malade souffre de douleurs dans le ventre sous forme de coliques peu accentuées revenant tous les quatre ou cinq jours; depuis six semaines, les douleurs sont continues à gauche.

Le 24 novembre 1902, *examen*. — Pas d'œdème ni de circulation collatérale; le ventre, d'un volume normal, est sonore, sans ascite. Au toucher, le col de l'utérus est rejeté à gauche; à droite, on sent une tumeur dure, peu mobile, enclavée, occupant tout le côté droit du petit bassin.

Le 29 novembre, *hystérectomie abdominale totale*. — A l'ouverture du ventre, on trouve les annexes adhérentes à l'intestin grêle au milieu et à droite, au côlon à gauche; le petit bassin est bloqué complètement par les lésions.

Ablation des annexes suppurées et adhérentes et de l'utérus.

_____

(1) Observation n° 1672.

Péritonisation et suture de la paroi.

Le réveil se fait bien ; les suites de l'opération sont normales.

Le 13 décembre, ablation des fils.

Le 27, sortie, guérison.

OBSERVATION XXIV (1)

Métrite et salpingite datant de deux ans. — Douleurs plus violentes depuis trois mois mais sans poussées péritonéales aiguës. — Hystérectomie abdominale totale. — Mort.

Mme V... Marguerite, 20 ans, fièvre muqueuse à 12 ans, a toujours été anémique.

Son père et sa mère sont bien portants. Elle a eu deux sœurs et un frère qui sont morts tous les trois de méningite.

A 16 ans, elle a toussé pendant six mois, puis elle eut une éruption avec démangeaison et vésicules entre les doigts.

Réglée à 11 ans et demi, les époques parurent irrégulièrement jusqu'à 15 ans, âge où les règles devinrent normales.

Pas de grossesse.

Depuis deux ans, Mme V... souffre dans le ventre, mais les douleurs sont plus vives et plus fréquentes depuis trois mois ; elles obligent la malade à s'aliter très fréquemment.

L'appétit est conservé, les digestions sont bonnes. Constipation.

_____

(1) Observation n° 1742.

Le 19 février 1903, *examen*. — Femme peu vigoureuse, pâle; les muqueuses sont décolorées. Au poumon,
en arrière et à gauche, dans la fosse sus-épineuse, matité
avec respiration normale. Le cœur a des battements
réguliers bien frappés; le long du sternum, souffle léger.
La malade s'essouffle facilement; pas d'œdème des
jambes; pas d'albumine dans les urines.

A la palpation, le ventre est douloureux au-dessus du
pubis; la douleur est plus marquée à gauche.

Au toucher, le col est conique, régulier; l'utérus est de
volume normal et mobile; la flexion antérieure est un peu
marquée.

En palpant profondément à gauche on sent une tumeur
dure, inégale, grosse comme une mandarine, assez haut
située, assez éloignée de l'utérus, appliquée contre la
ceinture pelvienne et peu mobile. A droite, même tumeur
mais située un peu plus haut et un peu plus en arrière.

Le 28 février, *hystérectomie abdominale totale*. — A
l'ouverture du ventre, on trouve la trompe et l'ovaire
droits accolés en arrière au pourtour du petit bassin et
difficiles à détacher; à gauche, adhérences de l'S iliaque
et en dessous les annexes sont suppurées et adhérentes.

Surjet du péritoine au-dessus de l'adhérence de l'S
iliaque; suture de la paroi en un plan; pansement.

Le réveil se fait bien; à 2 heures, un demi-litre de sérum; pas de vomissements.

Le 1ᵉʳ mars, la malade a reposé, pas de vomissements
ni de douleurs, un peu de faiblesse.

Le 2 au matin, un litre de sérum; vomissements dans
l'après-midi; on refait un pansement, il sort un flot de
pus du petit bassin; affaiblissement progressif.

Le 3, mort.

OBSERVATION XXV (1)

Métrites — Ovaires polykystiques, petits kystes des trompes, salpingite catarrhale, légères adhérences, fibrome interstitiel. — Hystérectomie abdominale totale. — Guérison.

Mme D... Félicie, 36 ans, réglée à 15 ans ; ses époques étaient irrégulières, durant parfois sept à huit jours.

Elle ressent dans le bas-ventre des douleurs qui s'accompagnent d'écoulements sanguins ; le mois dernier, elle eut deux périodes de règles de huit jours chacune.

Quatre grossesses ; les trois premières furent bonnes ; pendant la quatrième, la malade dut rester trois mois au lit ; l'accouchement, qui fut très long, eut lieu le 4 mars 1901.

Depuis ce moment, Mme D... ressent dans le bas-ventre des douleurs assez vives parfois, pour nécessiter le repos au lit ; depuis quinze jours, elle est alitée.

Le 15 février 1903, *examen.* — Le ventre est un peu tendu ; la palpation réveille des douleurs dans le bas-ventre.

Au toucher, le col est épais, dur, scléreux ; l'utérus en position normale est augmenté de volume, mais de façon uniforme.

Les culs-de-sac postérieur et latéral gauche sont douloureux.

Au speculum, ectropion de la muqueuse avec granulations nombreuses.

Le 21, *hystérectomie abdominale totale.* — A l'ouver-

_____

(1) Observation n° 1749.

ture du ventre, on trouve de légères adhérences des annexes accolées ; l'utérus est gros, scléreux, avec fibrome interstitiel ; les ovaires sont polykystiques ; petits kystes dans les trompes.

Réfection du plancher péritonéal ; suture de la paroi en un plan.

Les suites de l'opération sont régulières, sauf une élévation de température le deuxième et le troisième jour à 38° sans autres symptômes.

Le 5 mars, ablation des fils.

Le 11, sortie, guérison.

OBSERVATION XXVI (1)

Fausse couche. — Métrite et salpingite datant de 2 ans, adhérences.
Hystérectomie abdominale totale. — Guérison.

Jeanne A..., 18 ans. Pas d'antécédents héréditaires. Il y a trois ans, elle a souffert d'un embarras gastrique fébrile qui a duré un mois environ ; un an après, bronchite d'une durée de trois semaines.

Réglée à 16 ans, normalement.

En septembre dernier, elle fit une fausse couche de 6 mois, puis elle reprit son travail au bout de neuf jours.

Il y a trois semaines, dans le ventre, à gauche, elle ressentit des douleurs qui depuis ce moment reviennent à chaque instant sous formes de coliques.

Le 20 janvier 1903, *examen*. — A la palpation, on sent un plastron sous la peau, à la partie inférieure du ventre et à gauche ; la pression réveille des douleurs à ce niveau.

_____

(1) Observation n° 1750.

Au toucher, une tumeur occupe et bloque le cul-de-sac gauche ; le Douglas est plein et douloureux ; l'utérus est immobile.

Le 14 février, *hystérectomie abdominale totale.* — A l'ouverture du ventre, adhérences au petit bassin, rempli par les lésions de l'appendice et du cœcum à droite, de l'épiploon et de l'intestin grêle au milieu, de l'S iliaque à gauche.

Les annexes fusionnées ne sont pas reconnaissables à la vue. A gauche, ovaire et trompe sont dans la fosse iliaque, et de ce côté l'utérus est adhérent contre la paroi du petit bassin ; les annexes droites remplissent tout le côté droit du petit bassin.

En détachant les adhérences de la vessie en avant, il sort un liquide gélatiniforme.

Surjet péritonéal au pourtour du petit bassin, aux franges de l'S iliaque et au rectum.

Fermeture de la paroi.

Un litre de sérum pendant l'opération ; la malade est très faible.

Le 15, grande faiblesse, avec oppression sur le soir ; on applique des ventouses et de la teinture d'iode.

Le 16, fièvre, pouls petit, filiforme ; la malade tousse et crache ; gros râles de bronchite, avec, aux bases, en arrière, des râles sous-crépitants.

Même état les 17, 18, 19, puis amélioration progressive.

Le 24, la respiration est devenue normale ; il sort du pus par le vagin ; ablation des fils.

Le 14 mars, sortie, *guérison.*

Observation XXVII (1)

Douleurs abdominales depuis 5 mois. — Métrite et salpingite suppurée. — Adhérences multiples de l'intestin et de l'épiploon. — Hystérectomie abdominale totale. — Guérison.

Suzanne D..., 21 ans, dans son enfance, a eu la rougeole et une bronchite.

Réglée à 13 ans, toujours régulièrement.

Pas de grossesses. Elle souffre depuis 4 ou 5 mois dans le bas-ventre ; la douleur a commencé à gauche, mais depuis 6 semaines la malade, obligée de s'aliter, souffre aussi à droite. Les douleurs sont surtout vives dans la station debout et au moment des règles. Pertes blanches.

La malade a bon aspect, pas d'amaigrissement ; l'appétit est resté bon et les digestions se font bien.

Le 2 mars 1903, *examen*. — Le ventre n'est pas augmenté de volume, mais le moindre attouchement détermine la contracture de la paroi et de violentes douleurs dans le ventre.

Au toucher, le col est normal, l'utérus mobile ; dans le Douglas, loin de l'utérus, un peu à gauche, on sent une masse mobile et très douloureuse. A droite, le toucher est douloureux ; empâtement diffus, mais pas de tumeur nette.

Le 7 mars, *hystérectomie abdominale totale*. — Le ventre ouvert, on voit le petit bassin complètement bloqué ; à droite, la trompe et l'ovaire accolés forment une tumeur pleine de pus et grosse comme une orange ; à

(1) Obs. n° 1757.

5

gauche, les annexes forment également un bloc suppuré. Adhérences de l'intestin grêle, de l'épiploon et du gros intestin en arrière et en haut, et de la vessie en avant.

Péritonisation. Suture de la paroi en un plan.

Le réveil se fait bien ; 1 litre de sérum ; sur le soir, vomissements, de nouveau 1 litre de sérum ; puis la convalescence se fait régulièrement.

Le 19, ablation des fils. Il y a une légère suppuration au niveau d'un fil.

Le 28 mars, sortie, *guérison*.

Observation XXVIII (1)

Accouchement avec suites fébriles 18 mois auparavant. — Métrorragies fréquentes. — Métrite, salpingite avec adhérences. — Hystérectomie abdominale totale. — Guérison.

Henriette T..., 22 ans, maladie d'intestins vers l'âge de 8 ans ; réglée à 17 ans, les menstruations sont irrégulières, souvent ménorragies avec caillots. Elle eut une grossesse assez pénible avec douleurs syncopales ; l'accouchement eut lieu le 1er décembre 1901 à terme et au forceps ; les suites furent fébriles avec métrorragies qui ont duré 6 mois. Traitement prolongé par le repos et les injections chaudes, mais sans résultat. Enfin, ces derniers temps, la malade perdit de gros caillots.

Depuis 15 jours les hémorragies ont cessé.

La malade est peu vigoureuse ; les digestions sont lentes avec flatulences ; constipation habituelle ; selles douloureuses avec irradiations dans le petit bassin.

---

(1) Obs. n° 1845.

Le 4 juillet 1903, *hystérectomie abdominale totale.* —
Les deux annexes sont suppurées avec adhérences intes-
tinales.

Surjet péritonéal, suture de la paroi en un plan.

Le réveil se fait bien, sans vomissements, ni douleur.

Le 5, vomissements dans la soirée.

Le 6, vomissements ; 500 gr. de sérum.

A partir du 7, les suites sont régulières.

Le 16, ablation des fils.

Le 25 juillet, sortie, *guérison.*

OBSERVATION XXIX (1)

Depuis 5 mois, métrite. — Douleurs dans le bas-ventre. — Salpingite double
suppurée. — Crises violentes, subites, dans le ventre coïncidant avec retard de règles. — Hystérectomie abdominale totale. — Guérison.

Mme T... Honorine, 33 ans, réglée à 17 ans : ses règles
sont irrégulières ; l'année dernière, à trois reprises, ménorragies.

Mme T... a eu six enfants, dont cinq sont vivants et
bien portants ; les grossesses furent bonnes et leurs suites régulières.

Depuis cinq mois, la malade souffre dans le bas-ventre
surtout après une fatigue.

Le 19 juillet 1903, la malade est prise de violentes
douleurs dans le ventre et dans les reins ; les règles, qui
avaient quinze jours de retard, sont venues alors, mais se
sont arrêtées le lendemain ; depuis, les souffrances ont
encore augmenté.

_____

(1) Observation n° 1913.

Le 4 août 1903, *examen*. — Au palper, le ventre est souple mais douloureux. Au toucher, le col est un peu épais, l'utérus est peu mobile et en position normale ; le Douglas est rempli par une tumeur dure, bosselée, très douloureuse qui s'étend vers la gauche.

L'appétit est conservé, les digestions se font bien ; pas d'œdème des jambes.

Le 11, *hystérectomie abdominale totale*. — A l'ouverture du ventre, on trouve des adhérences du gros intestin, de l'S iliaque et du rectum ; les trompes et les ovaires suppurés sont adhérents, très bas, dans le Douglas. La poche se rompt pendant l'opération, il s'en écoule un pus très fétide.

Surjet péritonéal. — Suture de la paroi en un plan.

Les suites de l'opération sont régulières et sans douleurs.

Le 22, ablation des fils.

Le 17 septembre, sortie, *guérison*.

OBSERVATION XXX (1)

Après un accouchement, il y a 1 an, règles irrégulières, puis fausse couche. Douleurs abdominales.— Salpingite suppurée. — Hystérectomie abdominale totale. — Guérison.

Marie Augustine T..., 19 ans, entre à l'hôpital Pasteur le 11 novembre 1903 se plaignant de douleurs dans le ventre. Réglée à 13 ans d'une façon régulière jusqu'à la première grossesse, il y a un an. L'accouchement fut normal et les suites bonnes. Depuis cet accouchement, 9 novembre 1902,

_____

(1) Observation n· 1978.

les règles sont irrégulières, durant huit jours de suite. Le 7 septembre dernier, elle fit une fausse couche et perd abondamment depuis cette époque ; elle ressent des douleurs dans le bas-ventre, sur la ligne médiane surtout depuis trois semaines.

Examen. — Le col est normal ; l'utérus un peu allongé et en rétroflexion est facilement mobilisable. A gauche, très haut située, on sent une tuméfaction douloureuse. A droite, le cul-de-sac est plus profond, mais avec empâtement diffus très douloureux.

L'état général est bon, les fonctions digestives normales.

Le 14 novembre, *hystérectomie abdominale totale.* — A l'ouverture du ventre, on trouve : des adhérences de la vessie, une grosse masse à gauche adhérente à l'S iliaque ; cette masse dégagée donne issue à un écoulement de pus très épais.

A droite, salpingite suppurée sans adhérences.

Surjet du péritoine sur les franges de l'S iliaque au-dessus des adhérences. Suture de la paroi en un plan.

Le réveil se fait bien ; le soir, légères douleurs, demi-litre de sérum.

Les suites sont normales.

Le 26, ablation des fils.

Le 5 décembre, sortie, guérison.

CONCLUSIONS

1° La laparatomie est aujourd'hui universellement préférée à la voie basse dans les suppurations pelviennes et dans les lésions annexielles non suppurées ;

2° Toutes les fois que les annexes des deux côtés sont malades ; toutes les fois qu'il existe des poches purulentes de pelvi-péritonite ; toutes les fois que les adhérences ont fixé les annexes à l'utérus, au Douglas ou aux organes voisins et que leur rupture a produit des surfaces cruentées ; toutes les fois que l'utérus est infecté, gros ou fibromateux, l'hystérectomie s'impose comme complément de l'ablation des annexes ;

3° L'hystérectomie a les avantages suivants : a) dans les cas difficiles avec adhérences et impossibilité de libérer les annexes par les côtés, elle permet de les décoller de bas en haut et de les enlever en totalité, ainsi que les kystes suppurés dont l'ablation est impossible autrement ; b) elle supprime un utérus infecté qui, si on l'avait laissé, serait l'origine de leucorrhée, de douleurs pelviennes et lombaires, de troubles gastriques, de phénomènes neurasthéniques que l'entourage de la malade mettrait sur le compte du chirurgien ; c) elle permet un drainage large et surtout déclive ; d) l'hystérectomie permet de péritoniser beaucoup mieux les surfaces cruentées en suturant le péritoine vésical à ce qui reste du Douglas, et même, comme le préconisent Terrier, Gosset et Sorel, à l'anse oméga ;

4° L'hystérectomie abdominale totale est théoriquement l'opération idéale : elle ne laisse pas un moignon de col infecté qui reste après l'hystérectomie subtotale ; elle ouvre largement le vagin et permet un drainage sans rétention possible; elle facilite la péritonisation, mais elle est un peu plus difficile. Cette dernière considération doit tomber devant la supériorité des résultats de l'hystérectomie totale et surtout devant les résultats des statistiques de MM. Forgue, Sorel, etc. Les trente opérations dont M. Sorel a bien voulu nous communiquer les observations inédites, nous donnent, en effet, 27 guérisons. Si l'on considère que parmi les trente malades il y a plusieurs cas très graves où la subtotale n'aurait pas eu plus de bénignité que la totale, on voit que les résultats sont excellents.

BIBLIOGRAPHIE

ACQUAVIVA ET ROUX. — Traitement chir. des salpingites. Revue de Chir., 1903, pages 60-159-361.

AUDARD. — Thèse Paris, 1903. Le drainage vaginal du péritoine après l'hyst. abd. tot. pour annexites suppurées.

BAUDRON. — Thèse Paris, 1894. De l'hyst. vag. appliquée au trait. chir. des lésions bilatérales des annexes.

BEGOUIN. — Hyst. abd. tot. pour supp. annex. Revue mensuelle de gyn. Bordeaux, 1903, pages 80-83.

BOUILLY. — Trait. des supp. pelviennes. Rapport au congr. de Genève, 1896.

CHAPUT. — Bull. et Mém. Société chirur. Perforat. du rectum au cours de l'hyst. abd. Discussion Faure, Delbet, Pozzi, Peyrot, Terrier, Ricard, Hartmann, Quénu, 1903.

CONDAMIN. — Société chirur. Lyon, février 1901.

DELAGE. — Hyst. abd. tot. et subt. dans les inflamm. de l'utérus, des annexes. Thèse Paris, 1901-1902.

DOYEN. — Trait. des supp. pel. Arch. prov. de chirurg. Paris, 1896, pages 565-623.

FAURE. — Sur un nouveau procédé d'hyst. abd. tot. Presse méd., 1897, page 237.

— Sur la technique de l'hyst. abd. tot. dans les supp. annex. J. des praticiens. Paris, 1900, pages 17-22.

— XIVᵉ Congr. de chir., 1901, p. 825.

— Sur la technique de l'hyst. abd. tot. Rev. de chir. et de gyn. Paris, 1903, pages 516-519.

— Technique de l'hyst. abd. dans les supp. annex. Presse méd., 1904, pages 41-43.

JONNESCO. — Congrès de Marseille, 1898. Ann. de gyn. et d'obst., 1900, pages 419-421. Congrès de chir., 1900 et 1901.

JUDET. — Thèse Paris, 1901. De la péritonisation dans les laparatomies, Hyst. abd. tot. technique, indic. Ann. de gyn. et d'obst., 1897, pages 1-14.

LABADIE, LAGRAVE ST LEGUEY. — Traité de gynécologie.

MOURLHON. — Thèse Paris, 1904. Hyst. abd. subt. pour annexites suppurées.

POZZI. — Traité de gynécologie.

SEGOND. — Gaz. de gyn. Paris, 1897, pages 49-59.

SNÉGUIREFF. — Délabrement séreux du petit bassin après hyst. Rev. de chir., sept. 1899.

SOREL. — Les indicat. de l'hyst. abd. dans les supp. pelv. XIVᵉ congr. de chir., Paris, 1901, pages 821-825. Congr. de chir., Paris, 1903, page 776.

TERRIER. — De l'hyst. abd. tot. et partielle. Rev. de chir., 1897, pages 882-1100. Congr. de chir., 1899-1900-1901.

TERRIER ET DELAGE. — L'hyst. abd. supra-vagin. dans le trait. des lésions annexielles. Rev. de chir., décembre 1901.

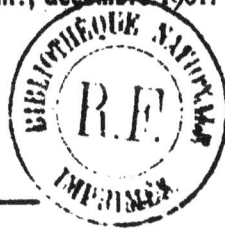

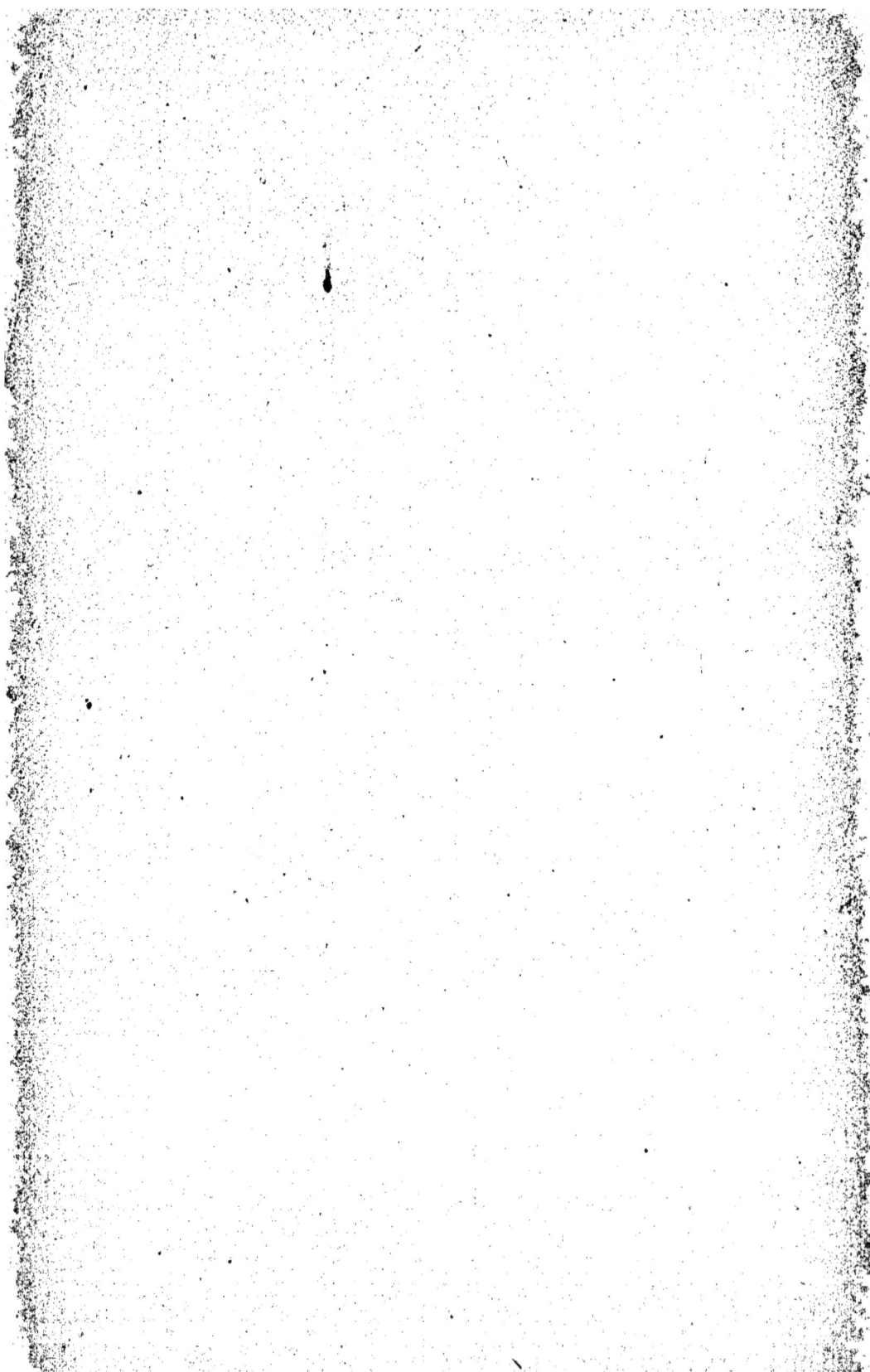

SERMENT

En présence des Maîtres de cette Ecole, de mes chers condisciples, et devant l'effigie d'Hippocrate, je promets et je jure, au nom de l'Être suprême, d'être fidèle aux lois de l'honneur et de la probité dans l'exercice de la Médecine. Je donnerai mes soins gratuits à l'indigent, et n'exigerai jamais un salaire au-dessus de mon travail. Admis dans l'intérieur des maisons, mes yeux ne verront pas ce qui s'y passe ; ma langue taira les secrets qui me seront confiés, et mon état ne servira pas à corrompre les mœurs ni à favoriser le crime. Respectueux et reconnaissant envers mes Maîtres, je rendrai à leurs enfants l'instruction que j'ai reçue de leurs pères.

Que les hommes m'accordent leur estime si je suis fidèle à mes promesses ! Que je sois couvert d'opprobre et méprisé de mes confrères si j'y manque !

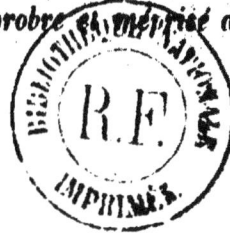

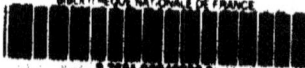

www.ingramcontent.com/pod-product-compliance
Lightning Source LLC
Chambersburg PA
CBHW071241200326
41521CB00009B/1579